北京世纪文景文化传播有限责任公司　出　品

《名医话养生》节目组 编

名医话养生

十大营养科主任教你吃出健康

上海科学技术出版社

目录 | Contents

健康，是幸福的起点

在这套由电视品牌节目衍生的系列丛书崭新面世还留有墨香时，"名医大会诊"节目刚刚庆祝了它15岁的生日。在如今"你方唱罢我登场"的电视屏幕上，坚持15年屹立不倒的品牌节目实属可贵。不久前，"名医大会诊"推出了新书《名医大会诊：详解威胁中国人的十大疾病》，新书首发当天，上海书城出现了少有的爆棚，忠实观众纷纷赶来，最早的从清晨五六点就来排队，最远的从崇明、金山赶来，其情景深深打动了栏目组的主创成员，因为这既是对为百姓真诚服务了15年的电视节目的肯定，又是一份观众们沉甸甸的期许。希望这样贴近百姓、服务民生、受百姓欢迎的节目常办常新、经久不衰。

"名医大会诊"的姊妹篇"名医话养生"节目的诞生，正是主创团队不断追求突破，勇于创新，回馈社会的体现。以预防疾病，也就是俗称"治未病"为内容的"名医话养生"，是"名医大会诊"节目的延伸和扩展。两档"名医"姊妹花，使上海电视荧屏上的主流健康节目更为丰满。

为了满足老百姓的健康科普需求，节目组在做好电视节目的同时，还精心打磨推出了健康养生系列科普书籍，旨在以科学的态度、正确的健康理念、主流的健康知识为大众解疑释惑。如果能提高大家的健康素养，让所谓"偏方""骗方"不再坑害百姓，做到这一点，善莫大焉。

《名医话养生：十大营养科主任教你吃出健康》这本书的角度非常有趣。很多人都知道，中国的饮食文化讲究三个字："色香味"；但实际上，对中国饮食文化更全面的概括原本应该是六个字："色香味形意养"。最后的那个"养"字，正是"营养"的"养"。我以为，"营养"二字从中国古文的字面来解释，就是"谋求养生"。

中医讲吃东西要"五谷五畜"，西医讲"膳食均衡"；中医讲"药食同源"，西医则将食物拆分成各种营养素。殊途同归，养生要从懂得常识开始，养生要在日常生活中实践。节目组在推出电视版"十大营养科主任对您说"系列后，反响热烈，因为专家权威，知识不浮夸，还破除许多"健康流言"，所以由电视节目内容集结而成的这本书，值得细细品味。在这里，也感谢一直以来支持节目的医学专家团队，他们的付出是我们传媒产品经得住考验的最大保障，感谢他们！

健康，是幸福的起点，它应该伴随"幸福中国"，一路向前。

上海广播电视台党委书记　王建军

2013 年 6 月

养生的智慧

"名医话养生，健康不求人。"

每周一到周五晚上十点半，当您把遥控器调到上海电视台新闻综合频道时，总能听到主持人这句亲切的开场白。短短十个字，却将节目组的创办理念和对观众的祝愿一并道出。作为沪上最著名的健康节目"名医大会诊"的姊妹篇，诞生于2012年的"名医话养生"虽然只是荧屏上的"新面孔"，但在这个养生节目遍地开花的时代，她的追求和责任不会降低，一如"名医大会诊"15年来的坚守。

养生，需要智慧。因为，有智慧，健康的钥匙才能掌握在自己的手里，尽量"不求人"。

古希腊的希波克拉底被誉为医学之父，他曾经说过："要让食品成为你的药品，而不要让药品变成你的食物。"可见，养生智慧从"学会吃"开始。于是，"名医话养生"精心策划，与沪上知名的十家三甲医院的临床营养科合作，重磅推出"十大营养科主任对您说"系列节目。

二十集的节目体量，十位营养科主任深入浅出、娓娓道来。从营养学的基础知识，到常见疾病的饮食调理；从饮食养生的主流观点，到破除流行的"健康流言"。一集宛如一堂课，一个营养学的立体世界在观众面前得以呈现。而这凝结团队心血的二十集节目也获得了巨大反响。从2013年4月29日播出第一集，到5月30日收官，除了获得极高的收视率之外，"十大营养科主任对您说"系列也在沪上刮起了一股营养学热潮。栏目组的网站和微博上，每天都能看见忠实观众把笔记拍照上传。许多观众纷纷来信来电，希望我们能提供更多的节目资料和养生食谱。

于是，这本《名医话养生：十大营养科主任教你吃出健康》的书籍便成为"名医话养生"系列丛书的头炮。"重新认识维生素""你了解蛋白质吗",饶有趣味的故事让读者深入宏观的营养科基础知识;"把血压吃下去""谈'糖'别色变""谈'脂'论道"逐一剖析困扰当代人的慢性病营养治疗;"食物相生相克吗""酸性体质是万病之源吗"则聚焦当下热点,厘清了坊间流传的营养学误区。书中还增加了食物成分表、卡路里对照表等服务信息,希望为观众和读者带去更贴心的营养指南。

本书的撰写过程中,十位临床营养科主任及其团队也给予了极大的支持,他们在审核数据、查证资料等方面都给予我们极大的帮助和指导,在此,特别感谢以下专家(排名不分先后):

曹伟新 上海交通大学医学院附属瑞金医院临床营养科主任
孙建琴 复旦大学附属华东医院临床营养中心主任
万燕萍 上海交通大学医学院附属仁济医院临床营养科主任
高　键 复旦大学附属中山医院临床营养科主任
葛　声 上海交通大学附属第六人民医院营养科主任
郑　璇 第二军医大学附属长海医院临床营养科主任
张美芳 上海交通大学医学院附属第九人民医院临床营养科主任
伍佩英 上海交通大学附属第一人民医院临床营养科主任
吴　萍 同济大学附属同济医院临床营养科主任
蔡　骏 上海中医药大学附属龙华医院临床营养科主任

《名医话养生》节目组
2013 年 6 月

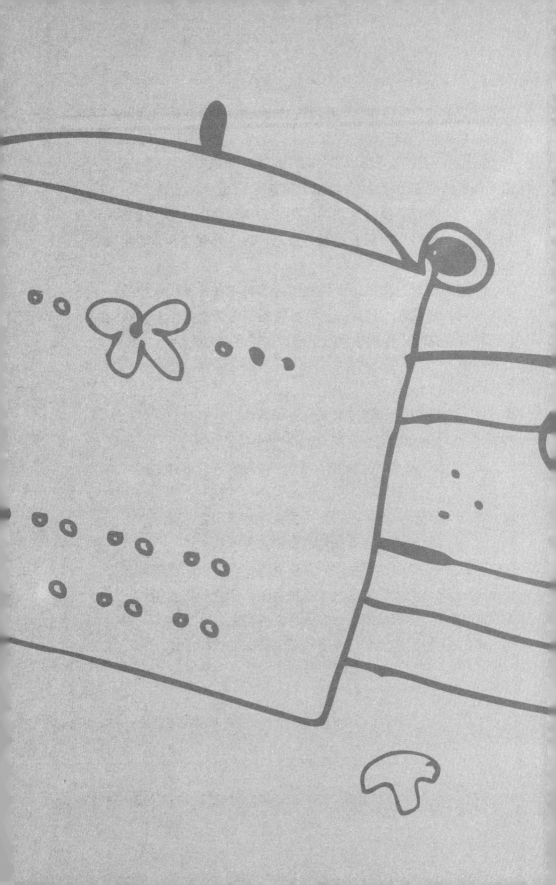

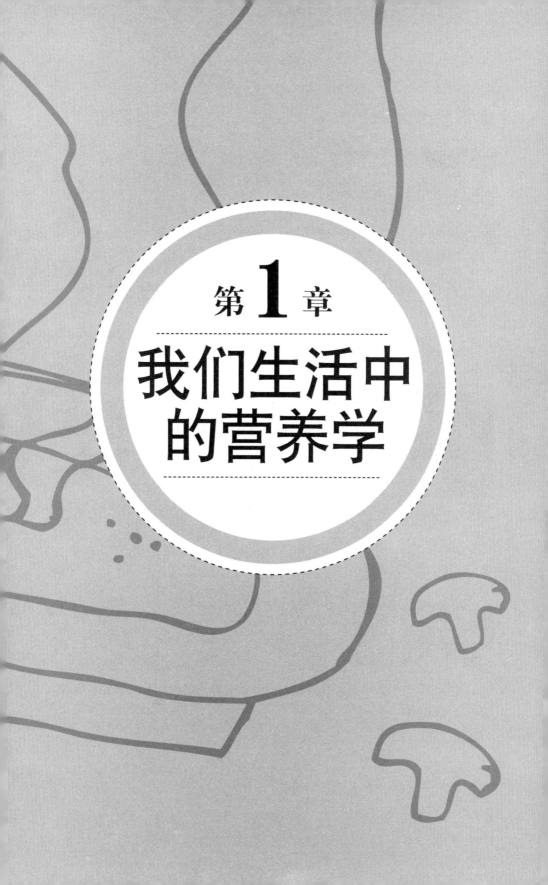

第 **1** 章

我们生活中
的营养学

本章专家介绍

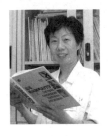

曹伟新

主任医师，博士生导师。上海交通大学医学院附属瑞金医院临床营养科主任、上海交通大学医学院营养系副主任、中国抗癌协会肿瘤营养与支持治疗专业委员会副主任委员、中华医学会肠外肠内营养学分会常委和老年学组副组长、上海市医学会肠外肠内营养学专科分会候任主任委员等。

从事临床营养的应用和研究工作近20年。主攻围绕肿瘤和危重症患者的围手术期肠内、外营养的应用，以及其他慢性病患者的膳食营养防治等。

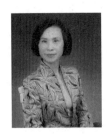

孙建琴

主任医师，博士生导师，复旦大学附属华东医院临床营养中心主任。目前担任国家卫生与计划生育委员会营养专业标准委员会委员，中国保健食品评审委员会专家，中国营养学会常务理事，中国老年营养分会主任委员，上海市营养学会副理事长，上海市食疗研究会副理事长兼秘书长。

擅长各种疾病的营养治疗、各类人群营养风险筛查评估及健康管理等。

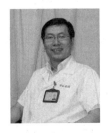

高键

副主任医师，营养学博士，复旦大学附属中山医院营养科主任，上海市营养学会理事。

具有超过15年以上的临床营养工作经验，长期参与各类疾病的营养治疗、营养保健、营养指导和营养教育等。曾担任原卫生部2011、2012"中国500强企业员工健康行"特邀科普专家。出版有《吃对就健康》、《盐与健康》等科普著作。

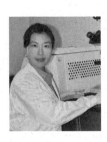

郑璇

副主任医师，营养学博士，中西医结合博士后，第二军医大学附属长海医院营养科主任。

长期从事临床营养学的研究、教学和临床营养支持治疗。在慢性肾病、痛风、肥胖、2型糖尿病患者的个体化营养方案方面有较深入的研究和丰富的临床经验。

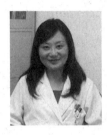

吴萍

副主任医师，医学硕士，同济大学附属同济医院营养科主任。

近20年来一直专注于营养与各种急慢性疾病（糖尿病、痛风、肾脏疾病、癌症及各种消化疾病等）的研究与防治，以及对这些疾病患者和特殊人群（孕妇、产妇、婴幼儿、青少年、老年人等）的营养宣教与咨询指导。

营养：从吃说起

什么是营养

在中国老百姓的心目中，"吃"一直是头等大事。古语有云，"民以食为天"，只有吃饱穿暖才有精力做别的事情，现代经济学也以统计食品支出总额占个人消费支出总额的比重的恩格尔系数来衡量居民生活水平的高低，越不愁吃穿，老百姓自然也就越富足。从前都是在家吃饭，如今下馆子也不再只是"改善生活"的方式了。生活节奏加快、交际增多，让人们越来越多地走进餐馆，它已经在一定程度上代替了在家就餐的传统方式。据统计，我国目前的餐馆数量已超过了400万家，和上世纪80年代初相比，增加了100倍左右。中国烹饪协会的一组数据显示，我国餐饮业的营业额连续20年都保持着10%以上的增长速度，2004年达到了7486亿元，2011年已经超过1万亿元。而前一段时间热播的纪录片《舌尖上的中国》则将中国人的传统美食描绘得精美绝伦，大自然的馈赠经过巧手的转化成为游子浓浓的乡愁，食物中蕴含的人情味深深吸引了观众，其引发的热潮仍在持续。

仔细想想，中国人真正吃饱的时间才三十多年而已。在吃不饱之前，人的烦恼只有一个。而当吃饱后，人就有了无数的烦恼。人们在满足口腹之欲之后，却发现原来吃得太多，吃得太"好"，吃不平衡，也会带来疾病。过去，人们喜欢吃哪一道菜，更多是考虑其口味，而很少想它有什么营养，现在人们从健康出发，开始关注食物的营养问题了。

从字面上讲，"营"就是谋求的意思，"养"是养生的意思，合起来就是谋求养生。具体地说，营养就是生命体不断地从外界摄取所需物质以维持生命活动的整个过程，地球上的生命体都进行着这样的过程。对人来说，营养就是人从外界摄取食物，经过吸收、消化和代谢，利用食物中身体需要的物质以维持生命活动的整个过程。人体在生命活动过程中不断从外界环境中摄取食物，从中获得人体必需的营养素，在细胞内经过合成代谢构成机体组成成分或更新衰老的组织。我们身体的每一个器官和组织，每一个器官和组织中的细胞，每一个细胞中各种组成部分，无一不是我们摄入的营养素构成的。与此同时，食物中的营养素经过分解代谢还会释放出所蕴藏的化学能，为生命活动过程提供热量。这样，我们才能维持我们的血压、心跳和呼吸，才能进行运动、工作和学习，来打造丰富而美好的人生。

在中国，食疗学作为中国传统医学理念中不可分割的组成部分，已有至少两千年以上的历史，我国第一本医书《黄帝内经》中提出，选择食物应该是"五谷为养，五果为助，五畜为益，五菜为充，气味合而服之，以补精益气"。这是对平衡膳食结构的一种初步的认识。南朝齐梁时代的道教思想家、医学家陶弘景曾经说过这样一段话："百病横夭，多由饮食。饮食之患，过于声色，声色绝之愈年，饮食不可废之一日，为益亦多，为患亦切。"这段话的意思是：很多疾病都是由于不恰当的饮食引起的。它的危害甚至大于声色犬马，纵情声色尚受年龄的限制，老了想纵情声色也做不到，而不恰当的饮食却可伴随人的终生。如果有良好的饮食习惯，那么它的益处是很多的，如果饮食习惯不佳，那么它的害处也很大的。可见，古人对饮食与疾病的关系已经有了一定的认识。

小贴士

★ 现代营养科学的发展脉络

一般认为现代营养科学奠基于 18 世纪中叶。氮气、氧气与二氧化碳的发现奠定了食物化学研究的基础，而物质代谢与热量代谢理论和测定方法，为现代营养科学奠定了基本理论与方法学基础。其后则主要进入各种营养素的发现时期。1810 年发现第一种氨基酸；1838 年发现了蛋白质；1929 年证明了亚油酸是人体必需脂肪酸；1935 年提出人体的 8 种必需氨基酸；1920 年第一次有维生素的命名，在此前后，先后发现维生素 A、维生素 B 族、维生素 C 和维生素 D；1947 年发现维生素 B_{12} 后，迄今再无新的维生素提出。

在矿物质研究领域，如果不提 3000 年前我国就有"海藻疗瘿"和公元前 4 世纪古希腊已知用宝剑淬火的水（含铁）治疗贫血的史话，近代矿物质的发现，应从 1800 年发现钠、钾、钙、硫、氯和 1801 年对骨中钙、磷含量的分析开始。微量元素的种类及功能的研究则起步较晚，1960 年前后才知道锌是人体必需的物质及其主要生理功能，目前仍是活跃的研究领域。1943 年美国科学院和食物研究审议会（NRC）第一次提出对居民建议的营养供给量（RDA）和营养素参考摄入量（DRIs），并对此每隔 3～5 年修订一次，在社会上用以指导人们的饮食生活。中国营养学会也在 2000 年针对中国人的情况制定了《中国居民营养素参考摄入量》。从 1980 年开始，美国推出《美国膳食指南》，并每隔 5 年进行修订，现在最新版是 2010 年版。其他国家也纷纷于 20 世纪 70、80 年代开始提出了各自的膳食指南，而中国营养学会在 1989 年制定了《中国居民膳食指南》，并在 1997 年和 2007 年进行了修订，针对中国人的饮食问题提出了合理膳食的基本要求。

谨防新的"病从口入"

现代营养学研究发现，在直接影响人的健康的各种因素中，膳食营养是最重要的因素之一。在人的一生中，这种因素每时每刻都在对人的健康起着积极或消极的作用。常言道："酒肉穿肠过。"但这一"穿"一"过"可不得了。一个简单的数字即可说明问题：有人做过统计，一个正常寿命的人，包括水在内，其一生将摄入多达60 吨的食物。如此庞大的食物量"穿肠而过"，对人体的影响可想而知。因此，营养如何促进健康、营养与疾病之间关系以及如何调整膳食来预防疾病等问题，正是现代食物与营养研究的重要内容。

最近 30 年，随着我国经济水平和生产力的迅猛发展，我国居民营养与健康状况得到进一步改善，但慢性非传染性疾病成为更加突出的健康问题，我国正面临着营养缺乏与营养结构失衡的双重挑战。很多居民膳食结构不合理，高血压、糖尿病、超重和肥胖、血脂异常等疾病患病率明显上升，已成为威胁中国人健康的突出问题。现代营养科学研究表明，膳食高热量、高脂肪和少体力活动与超重、肥胖、糖尿病和血脂异常的患病风险密切相关，而高盐饮食与高血压密切相关，饮酒也与高血压和血脂异常密切相关。而脂肪摄入最多、体力活动最少的人，患上述各种慢性病的机会最多。

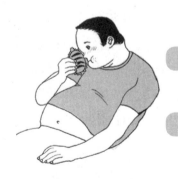

膳食高热量、高脂肪、少体力活动

↓导致

超重、肥胖、糖尿病和血脂异常

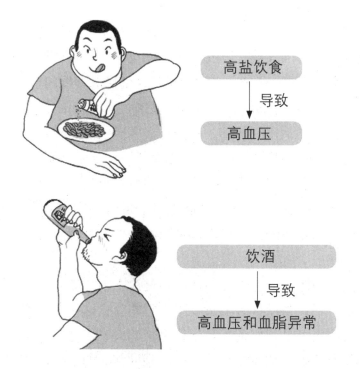

高盐饮食

↓ 导致

高血压

饮酒

↓ 导致

高血压和血脂异常

　　于是,"病从口入"有了新的含义,它不仅是指"食用了被微生物、寄生虫所污染的食物之后会引发各种传染性疾病",现在还指"膳食失衡、过量饮食、营养过剩会导致一系列慢性代谢性疾病"。如今对"病从口入"的理解已经不能仅仅局限于食品的清洁卫生,而是必须包括改变不良的饮食习惯,纠正错误的饮食观念,提倡合理均衡的膳食。

　　吃是人的本能,吃饭更是人人都会,但把饭吃得科学,就不一定人人都会了。每个人都在吃,每天都在吃,但"吃里有乾坤,吃中有高下"。吃也有很多学问,也需要专业的指导。利用食物中的营养成分预防疾病的发生,辅助疾病的治疗,在我国已经有悠久的历史。随着现代医学的发展,临床营养学已经成为一门独立的学科,在临床医疗中的地位也受到整个医学界的重视,营养科也成为医院中一个非常重要的医疗部门。另一方面，随着生活水平的不断提高，中国人的疾病谱发生了很大的改变，以高血压、糖尿病、心脑血管疾病为主的慢性非传染性疾病已经成为威胁我国居民健康的首要问题。营养治疗不再仅仅是防治营养缺乏病或辅助治疗的手段，而是许多营养相关慢性病的预防和治疗的基础。我们有必要通过营养教育和营养指导，改善膳食结构，调理营养状况，对超重、肥胖、高血压、高血脂、糖尿病、脂肪肝、高尿酸、痛风、心脑血管疾病、部分肿瘤、胆囊炎、胆石症等疾病能降低疾病的发病率，降低药物使用率，降低并发症发生率、致残率和死亡率，起到药物治疗不可替代的防治作用。

来自上海多家三甲医院的营养科主任将通过这本书让专业的营养指导走近居民的生活，帮助很多人改变不合理的膳食结构、改善营养状况，并借鉴国内外最新的营养科学信息，使大家建立科学健康的生活方式和饮食习惯，减少疾病的发生，辅助疾病的治疗，从而提高国民的生活质量。

学会怎么吃

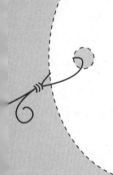

你知道吗

小李经常用两根黄瓜作为一天的蔬菜，他觉得黄瓜口感清爽，再说还属于营养丰富的"深色蔬菜"，吃了黄瓜就不用再吃其他绿叶菜，也不用买水果。其实黄瓜按其白色可食部分算是浅色蔬菜，而且一个人一天要吃到6种蔬菜才算搭配合理。另外，并不是吃了足够的蔬菜就可以不吃水果，这两者的功效是不同的。

作为医院的营养师，笔者经常遇到这类提问：吃什么更有营养？牛奶能吃吗？豆制品能吃吗？吃什么能减肥？什么食物不能吃？很多人认为，只要多吃有营养的食物，不吃没营养的食物，就能获得健康。可是，世界上根本就不存在"最有营养"的食物，因为每种食物都不是完美的，都既有优点，也有缺陷。

从营养学的角度来讲，要获得良好的营养，不能简单地依靠或避免某种或某几种食物，而应该依靠多种多样的食物互相搭配，形成良好的膳食结构，这才是最重要的。某种食物对获得良好营养固然有用，但其作用与膳食结构相比，却是次要的、第二位的，膳食结构的作用才是最重要的、第一位的。

营养学里有一句非常著名的话："没有不好的食物，只有不好的膳食。"营养的好坏不取决于某一种食物，而取决于整体的膳食结构。

现在各种健康养生节目非常多，大家讲来讲去，不是讲某某食物的好处，就是讲某某食物的坏处，今天这个节目可以把一种食物捧上天，明天就可能有专家警告你这种食物有诸多问题。网络上流传的各种关于食物和营养的小知识、小窍门非常多，甚至多到了互相矛盾的地步，让人无所适从。其实，每一种食物都无所谓"好"或者"坏"，关键是它的数量以及与其他食物的搭配比例。或者说，单种食物的"好"或者"坏"必须放到整体的膳食结构中去评价才有意义。

🥛 中国人膳食结构有问题吗

1. 什么是膳食结构

膳食结构，也称为膳食模式，是指膳食中食物的种类及其在膳食中所占的比例。它是膳食质量与营养水平的物质基础，也是衡量一个国家和地区农业水平和国民经济发展程度的重要标志之一。中医经典《黄帝内经》中提出选择食物应该是"五谷为养，五果为助，五畜为益，五菜为充，气味合而服之，以补精益气"，它提倡我们的饮食应该由多种食物构成，而不同的食物发挥着不同的作用，这就是对平衡膳食结构的一种初步的认识。

2. 中国人膳食结构的主要问题

（1）畜肉类及烹调油摄入量过多，谷类食物摄入量偏低。

（2）钙、铁、维生素 A、维生素 D、微量元素普遍摄入不足。

（3）蔬菜的摄入量明显减少，绝大多数居民仍没有形成经常进食水果的习惯。

（4）摄入的热量大大超过身体每日代谢所需的热量，因而超重与肥胖的人数迅速增加。

膳食结构大盘点

随着经济的发展，生活水平的提高，与饮食营养相关的慢性疾病迅速上升。为遏制饮食营养相关慢性病的流行态势，提高居民健康水平，许多国家根据营养科学的最新进展不断推出新的理想的膳食结构。在这里着重介绍两种膳食结构，第一个就是美国的餐盘膳食结构，还有一个就是我们中国的宝塔膳食结构。

1. 美国 2010 年膳食指南：我的餐盘

美国农业部联合美国卫生与公众服务部于 2010 年发布了新版《膳食指南》，于 2011 年又发布了新的膳食指南图示"我的餐盘"(My Plate)，用以取代沿用了近 20 年的"我的金字塔"(My Pyramid)。

新的膳食指南图示"我的餐盘"以更加直观、更加简洁的方式告诉人们怎样选择食物才健康。

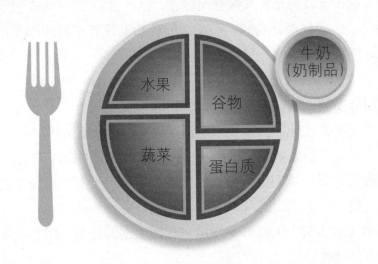

"我的餐盘"分5个部分，用不同颜色代表不同的食物：红色代表水果，绿色代表蔬菜，橙色代表谷物，紫色代表含蛋白质的动物性食物，餐盘外另加一个蓝色杯子，用以代表乳制品，比如牛奶、酸奶等乳制品。

图示清楚地显示各类食物所应占的比例，其中水果和蔬菜占了餐盘的一半。从这个膳食结构可以看出，美国人十分重视增加水果和蔬菜的摄入，这是因为，研究表明美国人水果和蔬菜摄入也是不足的。在水果、蔬菜、谷物以及蛋白质的摄入中，每天摄入最多的应该是蔬菜，第二是谷物，第三是水果，第四是才是蛋白质，这里的蛋白质主要指的是富含优质蛋白质的鱼虾肉蛋类。

之所以将以往的"膳食金字塔"更新为"膳食餐盘"，是因为餐盘图比金字塔图更通俗易懂，几乎所有的普通民众一看就能明白每天所需的各类食物比例，对于采用分餐制的美国人来说也更贴合实际。同时"膳食餐盘"也比以往的虽然非常精确但实际上很难掌握的"克"、"份"、"杯"等计量方式更加容易抓住重点。因为，大多数人都不会拿着量杯吃饭，给的数量太具体，反而让民众无所适从。参与推广"我的餐盘"的美国第一夫人米歇尔的话很有代表性："家长们没有时间称量 200 克蛋白质，却会有时间看一眼孩子盘子里的食物。"

《2010 年美国膳食指南》的指导思想、形式、内容都非常值得我们借鉴，同时提供了国际上采纳的营养学进展方面的具体内容，为我国结合实际，进行有针对性的研究及以后修订膳食指南都提供了值得参考的科学依据。

2. 中国居民平衡膳食宝塔

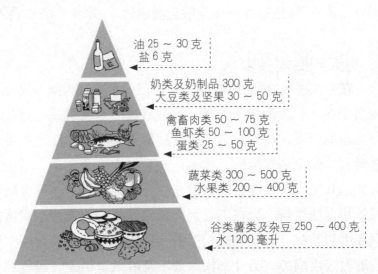

油 25 ～ 30 克
盐 6 克

奶类及奶制品 300 克
大豆类及坚果 30 ～ 50 克

禽畜肉类 50 ～ 75 克
鱼虾类 50 ～ 100 克
蛋类 25 ～ 50 克

蔬菜类 300 ～ 500 克
水果类 200 ～ 400 克

谷类薯类及杂豆 250 ～ 400 克
水 1200 毫升

中国营养学会于 2007 年推出《中国居民膳食指南》的同时公布了《中国居民平衡膳食宝塔》。为了帮助人们在日常生活中实践《中国居民膳食指南》的主要内容，以各种食物构成的"宝塔"的形式直观地告诉居民每日应摄入的食物种类、合理数量及适宜的身体活动量。与上一版膳食宝塔相比，新的膳食宝塔增加了饮水和身体活动的图像，以强调其重要性。另外，在膳食宝塔第 5 层增加了食盐的内容，进一步提醒消费者注意食盐的限量。还在膳食宝塔的使用说明中增加了食物同类互换的品种以及各类食物量化的图片，以便为居民合理调配膳食提供可操作性的指导。

如何正确解读中国居民平衡膳食宝塔

对于中国居民平衡膳食宝塔的解读，应该从下往上，很多人会有误解，以为越顶端才是最重要的。其实，越是下面，越是基础的部分才最重要，这就像一座宝塔想要稳固，一定要把塔基巩固好一样。

1. 每天到底喝多少水

在中国居民平衡膳食宝塔中，指出一个人每天至少喝 1200 毫升，相当于 6 个一次性杯子的水。水是膳食的重要组成部分，是一切生命必需的物质，在生命活动中发挥着重要功能。饮水不足或过多都会对人体健康带来危害。饮水应少量多次，要主动，不能感到口渴时才想起喝水。最健康的水就是白开水，而不是各种含糖饮料。大量饮用含糖饮料，会在不经意间摄入过多的热量，造成体内热量过剩而引起肥胖，以及肥胖相关的多种慢性病，如高血压、糖尿病和心脑血管疾病等。另外，饮后如不及时漱口刷牙，残留在口腔内的糖会在细菌作用下产生酸性物质，损害牙齿健康。有些人尤其是儿童青少年，每天喝大量含糖的饮料代替喝水，是一种不健康的习惯，应当改正。

2. 怎么挑选主食

膳食宝塔建议每天应摄入适量的谷类食物，一般成年人每天摄入 250 克～400 克为宜。谷类食物也就是我们常说的"主食"，顾名思义，"主食"就是我们膳食结构中最主要的食物。它是人体热量的主要来源，也是人体最经济的热源食物。随着经济的发展和生活的改善，人们倾向于食用更多的动物性食物和油脂。在一些比较富裕的家庭中，动物性食物的消费量已超过了谷类的消费量，这类膳食提供的热量过高，而膳食纤维过低，对一些慢性病的预防不利。坚持谷类为主，就是为了保持我国膳食的良好传统，避免高热量、高脂肪和低碳水化合物膳食的弊端。

主食的摄入最好要粗细搭配，经常吃一些粗杂粮。所谓粗杂粮，是指糙米和全麦这两种研磨得不是太精的粗粮，小米、高粱、玉米、荞麦、燕麦、苡仁等杂粮，红小豆、绿豆、芸豆等杂豆。也可以用各种薯类，如马铃薯（土豆）、红薯、芋头、山药代替一部分主食。薯类含有丰富的淀粉、膳食纤维以及多种维生素和矿物质，营养成分接近主食，完全可以当作主食来吃。薯类最好用蒸、煮、烤的方式，可以保留较多的营养素。尽量少用油炸方式，减少食物中油和盐的含量。

3. 吃主食容易发胖吗

对主食最大的误区就是认为"吃主食容易发胖"。近年来，很多人认为富含碳水化合物类的主食，如米饭、面制品、马铃薯等会使人发胖，这是不正确的。造成肥胖的真正原因是热量过剩。在碳水化合物、蛋白质和脂肪这三类产热营养素中，脂肪比碳水化合物更容易造成热量过剩。1 克碳水化合物或蛋白质在体内可产生约 17 千焦（4 千卡）热量，而 1 克脂肪则能产生约 38 千焦（9 千卡）热量，也就是说同等重量的脂肪约是碳水化合物提供热量的 2.2 倍。另外相对于碳水化合物和蛋白质，富含脂肪的食物口感好，刺激人的食欲，使人容易摄入更多的热量。其实，过多脂肪和肉类才是肥胖的真正元凶。

4. 蔬菜水果怎么吃

新鲜蔬菜和水果是平衡健康膳食的重要组成部分。蔬菜水果是维生素、矿物质、膳食纤维和植物化学物质的重要来源，水分多、热量低。富含蔬菜和水果的膳食对保持身体健康，保持肠道正常功能，提高免疫力，降低患肥胖、糖尿病、高血压等慢性疾病风险具有重要作用，所以近年来各国膳食指南都强调增加蔬菜和水果的摄入种类和数量。

成年人每天应该吃一斤（500克）蔬菜，其中最好深色蔬菜能占一半。所谓深色蔬菜指深绿色、红色、橘红色、紫红色蔬菜，这类蔬菜富含叶绿素、叶黄素、番茄红素、花青素、β 胡萝卜素等。深色蔬菜的营养价值一般优于浅色蔬菜。常见的深绿色蔬菜主要有青菜、菠菜、空心菜、西兰花等；常见的红色橘红色蔬菜主要有西红柿、胡萝卜、南瓜、红辣椒等；常见的紫红色蔬菜主要有紫甘蓝、鱼腥草等。茄子和黄瓜虽然表皮颜色深，但因为里面是白的，所以还是属于浅色蔬菜。

建议每天吃水果 200～400 克，新鲜水果含水分 85%～90%，是膳食中维生素（维生素 C、胡萝卜素以及 B 族维生素）、矿物质（钾、镁、钙）和膳食纤维（纤维素、半纤维素和果胶）的重要来源 。

需要注意的是蔬菜与水果不能相互替换。不能因为吃了水果就不吃蔬菜，也不能因为吃了蔬菜就不吃水果。尽管蔬菜和水果在营养成分和健康效应方面有很多相似之处，但它们毕竟是两类不同的食物，其营养价值各有特点。一般来说，蔬菜品种远远多于水果，而且多数蔬菜（特别是深色蔬菜）的维生素、矿物质、膳食纤维和植物化学物质的含量高于水果，故水果不能代替蔬菜。在膳食中，水果可补充蔬菜摄入的不足。水果中的碳水化合物、有机酸和芳香物质比新鲜蔬菜多，且水果食用前不用加热，其营养成分不受烹调因素的影响，所以蔬菜也不能代替水果，最佳的搭配是"顿顿有蔬菜、天天有水果"。

5. 肉类到底可以吃多少

肉类营养丰富，口感上佳，很多人是无肉不欢。但是，动物性食物一般都含有一定量的饱和脂肪和胆固醇，摄入过多可能增加患心脑血管病的危险。目前我国部分城市居民食用动物性食物较多，尤其是食入的猪肉过多，应调整肉食结构，适当多吃鱼禽肉，减少猪肉摄入。成人每日合理的动物性食物的摄入量是：鱼虾类 50 ~ 100 克，畜禽肉类 50 ~ 75 克，蛋类 25 ~ 50 克。加起来也就一个拳头大小，其中鱼虾类占一半，畜禽肉占 1/4，再加上一个鸡蛋占 1/4 也就足够了。

6. 每天要喝牛奶吗

中国人的膳食本身就是一种缺钙的膳食，为保证足够钙的摄入，每天应该喝一杯 200 毫升的牛奶再加一杯 100 毫升的酸奶。奶类营养成分齐全，组成比例适宜，容易消化吸收。奶类除含丰富的优质蛋白质和维生素外，含钙量较高，且利用率也很高，是膳食钙质的极好来源。大量的研究表明，儿童青少年饮奶有利于其生长发育，增加骨密度，从而推迟其成年后发生骨质疏松的年龄；中老年人饮奶可以减少其骨质丢失，有利于骨健康。

7. 豆制品每天都要吃吗

豆制品含丰富的优质蛋白质、必需脂肪酸、B族维生素、维生素E和膳食纤维等营养素，且含有磷脂、低聚糖，以及异黄酮、植物固醇等多种植物化学物质。连美国的膳食指南都建议应该以一部分豆制品蛋白质来代替动物蛋白质，这将有效的降低心血管疾病发病风险。建议每人每天摄入40克大豆或其制品。以所提供的蛋白质计，40克大豆分别约相当于200克豆腐、100克豆腐干、30克腐竹、700克豆腐脑、800克豆浆。

8. 油和盐都要严格控制

烹调油摄入过多是引起肥胖、高血脂、动脉粥样硬化等多种慢性疾病的危险因素之一。而食盐的摄入量过多明显增加了高血压的患病率。我国城乡居民平均每天摄入烹调油42克，已远高于中国营养学会的推荐量25克。每天食盐平均摄入量则高达12克，是世界卫生组织建议值的2.4倍。烹调油和食盐摄入过多是我国城乡居民共同存在的营养问题。应养成吃清淡少盐膳食的习惯，即膳食不要太油腻，不要太咸，不要摄入过多的动物性食物和油炸、烟熏、腌制食物。每人每天烹调油用量不超过25克；食盐摄入量不超过6克，这也包括酱油、酱菜、酱中的食盐量。

9. 每天吃多少食物才合格

膳食结构强调的是食物多元化，其实每个人一天吃15种食物才算合格，吃22种才能算良好。那么有个很好的窍门可以让每天的食物种类多元化，那就是选择杂粮粥，比如将红豆、黑豆、绿豆、大米、苡仁、红枣煮粥食用，就能一下子摄入六种不同的食物，这是一个让食物种类多元化很便捷的方法。

把膳食宝塔从下到上理解充分，身体力行，是建立科学合理饮食习惯的基础。它是防治各种慢性疾病的基础，也是一生健康的基础。

● 营养知识自测（多项选择题，每题至少有一项是对的）

1. 为了完善膳食结构，每天至少吃几种食物才算合格？

A.9 种　　B.13 种　　C.15 种

2. 以下哪种蔬菜不是深色蔬菜？

A. 茄子　　B. 黄瓜　　C. 青菜

3. 以下哪种食物不属于豆制品？

A. 绢豆腐　　B. 老豆腐　　C. 烤麸

4. 以下哪些食物含盐？

A. 切片白面包　　B. 酱油　　C. 味精

5. 每人每天应该吃几种蔬菜？

A.3 种　　B.5 种　　C.6 种

本书自测题答案 1.C 2.A,B 3.C 4.A,B,C 5.C

认识碳水化合物

你知道吗 ❓

王小姐为了减肥，连续几个月不吃晚餐，中午的主食也尽可能少吃。她渐渐感到工作中容易疲倦，稍微一活动就出虚汗，去看了医生才知道，这些都是低血糖的症状。主食含有丰富的碳水化合物，是我们身体热量的基础，为了怕胖而"戒绝"碳水化合物会导致身体功能的失衡。

什么是碳水化合物

碳水化合物与蛋白质、脂肪构成人体所需的三大产热营养物质，是自然界存在最多、分布最广的一类重要的有机化合物。

人体必需的营养素

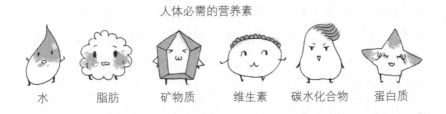

水　　　　脂肪　　　矿物质　　　维生素　　碳水化合物　　蛋白质

18 世纪德国的一名学者从甜菜中分离出了纯糖和从葡萄中分离出葡萄糖后，碳水化合物研究才得以迅速发展，1812 年俄罗斯化学家报告，植物中碳水化合物存在的形式主要是淀粉，在烯酸中加热可水解为葡萄糖。1884 年，有科学家发现，碳水化合物含有一定比例的碳、氢、氧三种元素，其中氢和氧的比例正好与水相同为 2：1，故将此化合物称为碳水化合物。一百多年来，这一名称一直被沿用至今。其实，在人们发现碳水化合物的化学性质及其组成以前，它已经得到很好的利用。比如：利用其制成发酵饮料，作为动物的饲料等。

膳食中的碳水化合物可分为单糖、双糖、寡糖和多糖四大类，因此也被称为糖类。

单糖是所有碳水化合物的基本单位，最常见的是葡萄糖和果糖。葡萄糖是细胞热量的主要来源物质，膳食中碳水化合物进入人体后大多数转化为葡萄糖，果糖则多作为食品的甜味剂，在肝脏中转变成葡萄糖后被利用。

双糖是两分子的单糖以糖苷键接合而成的，常见的双糖有蔗糖、麦芽糖和乳糖等。

寡糖是由 3 个以上 10 个以下的单糖分子构成的聚合物，故也称为低聚糖。如部分麦芽糖、海藻糖、低聚果糖、低聚甘露糖、大豆低聚糖等。

多糖在膳食中主要以淀粉和纤维素的形式存在。淀粉是膳食中碳水化合物的主要存在形式；膳食纤维主要存在于谷类、薯类、豆类及蔬菜水果等植物性食物中，植物成熟度越高，其纤维含量也就越多。

碳水化合物——"有效""无效"都有用

1. 有效碳水化合物，人体少不了

人体可以吸收利用的碳水化合物，如单糖、双糖和多糖，称为有效碳水化合物。

碳水化合物的消化过程从口腔开始。食物进入口腔后，通过唾液中的淀粉酶将淀粉水解为短链多糖和麦芽糖；食物进入胃后，胃酸对淀粉酶起到一定的降解作用；进入小肠后在胰岛素的作用下，才开始对糖类化合物进行分解和吸收，并将双糖分解为单糖，再由小肠细胞运送到肝脏进行相应的代谢，或运送到其他器官直接被利用。

糖原作为碳水化合物的另一种存在形式，主要存在于肝脏和肌肉中，其中大部分贮存于肝脏中，当人体需要热量的时候，存储在肝脏中的糖原就会分解成葡萄糖进入血液，再流到各个组织中供使用。不过机体中的糖原只能维持人体较少的热量需求，所以需要不断地从食物中得到补充。

膳食中摄入的碳水化合物主要是多糖，在米、面等主食中含量较高，摄入碳水化合物的同时，能获得蛋白质、脂类、维生素、矿物质和膳食纤维等其他营养物质，而摄入单糖或双糖如蔗糖，除能补充热量外，不能补充其他营养素。

2. 膳食纤维是健康的"糖"

膳食纤维等不能被人体消化吸收的碳水化合物，称为无效碳水化合物。

含膳食纤维丰富的食物口感往往不太甜，但是膳食纤维却也是一种"糖"，而且是一类具有特殊生理功能的"糖"。虽然膳食纤维是无效碳水化合物，难以被人体消化吸收，但易被大肠双歧杆菌利用，具有调节肠道菌群的功能。近年来，膳食纤维的健康效应，越来越被人们所重视。

膳食纤维的主要功能

> （1）促进肠道蠕动，预防便秘和肠道疾病。
>
> （2）减低血胆固醇，预防心血管疾病。
>
> （3）改善高血糖症状，防治糖尿病。
>
> （4）防止热量摄入过多，预防肥胖。
>
> （5）解毒作用，预防结肠癌。
>
> （6）改善口腔及牙齿功能。

膳食纤维有这么多好处，但并不是摄入越多越好。膳食纤维对矿物质有吸附和离子交换作用，过多的膳食纤维容易把体内的必需矿物质（钙、镁、锌、铁、铜）等带出体外，影响这些矿物质的吸收和利用，造成这些元素的缺乏。孕妇过度食用膳食纤维，导致微量元素流失，引起胎儿发育不良。

* 膳食纤维含量表 *

常见食物膳食纤维含量（克／100克）						
燕麦	芝麻	黄豆	芸豆	扁豆	杏仁	开心果
22.2	15.4	15.0	12.7	11.4	11.2	10.8
花生	腰果	玉米	核桃	葡萄	白菜	山芋
8.0	6.0	5.3	3.8	3.7	3.5	3.0
茄子	芦笋	面粉	菠菜	甘蓝	胡萝卜	山药
2.9	2.7	2.7	2.6	2.4	2.4	2.3
苹果	橙子	火龙果	香蕉	芹菜	南瓜	大米
2.0	1.8	1.7	1.7	1.5	1.4	1.3
土豆	西红柿	草莓	豆腐	黄瓜	生菜	西瓜
1.3	1.2	1.2	1.2	0.9	0.7	0.4

合理摄入碳水化合物

　　人体离不开碳水化合物，它负责人体热量需求的庞大工程，维持着人体热量的需求，使得人体的健康能够得到维持。人体过度摄入碳水化合物或者摄入碳水化合物不足，都会影响人体健康。

　　根据目前我国膳食碳水化合物的实际摄入量和世界卫生组织、联合国粮农组织建议，我国健康人群的碳水化合物供给量为总热量摄入的 55% ～ 65%，同时对碳水化合物的来源也作了要求，即应包括复合碳水化合物淀粉、不消化的抗性淀粉、非淀粉多糖和低聚糖等碳水化合物；限制纯热量食物如糖的摄入量。提倡摄入营养素／热量密度高的食物，以保障人体热量和营养素的需要，并改善肠道环境和预防龋病。

1. 碳水化合物摄入过多，是富贵病之源

膳食中碳水化合物的比例过高，必然造成蛋白质和脂肪的摄入减少，某些碳水化合物含量丰富的食物会使人体血糖和胰岛素激增，使得多余的葡萄糖转化成高能的脂肪，贮存于体内，从而引起肥胖，容易并发高血压、高血脂、糖尿病等各种慢性疾病。

2. 碳水化合物摄入过少，提前衰老

大家都知道，碳水化合物会导致人体肥胖。近年来，社会上许多人为了减肥，通过控制碳水化合物的摄入来达到减肥的目的，有的甚至完全排斥碳水化合物的摄入。长此以往，造成碳水化合物摄入不足，机体不得不动用蛋白质来满足人体活动所需热量，使得蛋白质流失，影响蛋白质进行合成新的蛋白质的组织更新。

如果身体内糖分不足，血糖浓度下降，脑细胞功能可能受损，造成功能障碍，并出现头晕、心悸、出冷汗、甚至昏迷。身体内热量供给不足，也会导致精神不振、免疫力低下、注意力不集中等。

研究表明：人类膳食中有 40% ~ 80% 的热量供应来源于糖类，尤其是大脑细胞，消耗人体组织所有热量的 1/5 来进行生理活动和新陈代谢。如果人体血糖太低，会使脑细胞功能受损，造成功能障碍，并出现头晕、心慌、出冷汗、甚至昏迷。身体内热量供给不足，也会导致精神不振、免疫力低下、注意力不集中等。如果肝脏糖原储存不足，肝脏解毒功能就会降低，另外，糖在维护心脏和血管的正常功能方面也有重要作用。如果人体血糖浓度经常处于低水平，心脏血管功能也会受到损害，还可能导致高酮酸血症。

碳水化合物小常识

　　碳水化合物的主要食物来源有：谷物（如水稻、小麦、玉米、大麦、燕麦、高粱等）、水果（如甘蔗、甜瓜、西瓜、香蕉、葡萄等）、干果类、干豆类、根茎蔬菜类（如胡萝卜、山芋等）等。应尽量多食用含大量纤维的碳水化合物，特别是豆类和全麦类食品会对人体健康更加有益。再结合水果和蔬菜的食用量，可以完整、健康地摄入碳水化合物。

　　健康饮食要服从"平衡膳食宝塔"模式（见 21 页图）。碳水化合物与脂肪、蛋白质是获得热量的三大常量营养素，人们摄入的大部分热量来自于它们。糖（如普通的食用糖、水果与谷物中的糖）和淀粉（主要存在于大米、小麦和谷物制品中，如面包）都是典型的碳水化合物。在中国居民平衡膳食宝塔中，作为碳水化合物重要组成部分的谷类正是占据最重要的底层，不但对健康有益，吃得正确，更可以有效减重。

　　根据中国居民平衡膳食宝塔推荐，中国居民膳食应以谷类为主，每天需要摄入 250 ～ 400 克谷类，其中含有人体需要的必需营养素达 40 种以上，是主食平衡膳食的保证，有效的碳水化合物来源，而且粗细搭配才有利于合理摄取营养素。

　　有时候我们往往容易被自己的味觉所欺骗，因为口感甜的食物，不一定就是含糖量高的食物。而口感不甜的食物，并不代表其含糖量低。

* 每百克食品含糖量 *

品种	含量（克）	品种	含量（克）	品种	含量（克）	品种	含量（克）
大米	77	烤麸	8	冬瓜	2	桃子	15
糯米	76	韭菜	3	黄瓜	2	草莓	8
面粉	75	茭白	4	春笋	3	柿子	16
水面筋	5	草头	10	西瓜	8.1	柚子	12
小米	75	马兰头	6	藕（鲜）	20	柠檬	8
芝麻	4	花菜	4	豌豆	54.5	杨梅	6
长豇豆	4	金针菜	27.2	黄豆	18.6	荔枝	13
葡萄	10.3	南瓜	4	蚕豆	49	菠萝	42
豆苗	14	丝瓜	5	绿豆	55.6	火龙果	48
山芋	22	番茄	2	豆浆	1	甜橘	13
山药	20	哈密瓜	6	赤豆	57.2	红枣干	63
芋艿	13	茄子	13	毛豆	14	黑枣干	62
胡萝卜	8	黄豆芽	1	牛奶	5	苹果	13.5
白萝卜	2	绿豆芽	2	奶粉	36	梨	13.3
红萝卜	5	发豆芽	20	紫菜干	31	黄金瓜	2
巧克力	30	南瓜子	30	核桃仁	8	藕粉	88
豆腐	5	百叶	3	粉皮	12	粉丝	84
百合	28	鸡毛菜	1	菠菜	4	银耳干	36.9
枇杷	8	香蕉	22	花生米	20	猕猴桃	11.9

1. 下面的食物中，含膳食纤维最多的是 _____ 。

A. 芝麻　B. 甘蓝　C. 生菜　D. 燕麦　E. 西瓜

2. 以下哪个部位是碳水化合物消化和吸收的主要场所？

A. 口腔　B. 胃　C. 十二指肠　D. 小肠　E. 大肠

3. 喝牛奶引起腹泻可能是因为人体对下列哪一种碳水化合物不耐受？

A. 葡萄糖　B. 果糖　C. 乳糖　D. 麦芽糖　E. 蔗糖

4. 根据中国居民膳食宝塔推荐，我国成年人每天主食摄入不应低于多少克？

A. 150　B. 200　C. 250　D. 300　E. 350

5. 主食吃得过少会导致 _____ 。

A. 提前衰老　B. 低血糖　C. 免疫力低下　D. 肝脏解毒功能降低　E. 高酮酸血症

本书自测题答案 1.D　2.D　3.C　4.C　5.A,B,C,D,E

脂肪是坏东西吗

 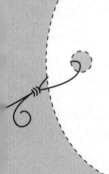

小赵很喜欢吃黄油抹面包，有朋友提醒他，"黄油吃下去都会变成脂肪！"从此他改买植物黄油，以为这样就能少摄入脂肪。其实植物黄油也就是经过部分氢化的植物油，含有反式脂肪酸，对心血管有较大的危害。而纯正的动物黄油，只要不吃太多，在营养结构的容许范围之内，对身体并没有坏处。

脂肪对人体重要吗

脂肪对人体而言重要吗？首先，我们需要了解脂肪主要分布在人体的哪些部位。脂肪主要分布在皮下、大网膜、肠系膜和肾脏周围等脂肪组织中。体内脂肪的含量常会随着人的营养状况、体力活动、热量供给和消耗等因素而变动。

正常人体脂含量为体重的 14% ～ 19%，胖人约为 30%，重度肥胖者可高达 60%。脂肪在体内主要以甘油三酯的形式储存于脂肪组织内。脂肪组织含脂肪细胞，大多分布于腹腔、皮下、肾脏周围和肌纤维间，这部分脂肪称为储脂或动脂，因其可受营养状况和机体活动的影响而增减，所以又称之为可变脂。

脂肪的在人体代谢中发挥着重要的作用，其主要生理功能有：

1. 供给热量

脂肪是体内贮存热量的仓库。当人体摄入热量过多而不能被及时利用时可以转变成脂肪贮存起来，脂肪细胞可以不断地贮存脂肪，人体可因不断地摄入过多的热量而不断地积累脂肪；另一方面，当机体需要时，脂肪细胞中的酯酶可分解脂肪，释放出甘油和脂肪酸进入血液循环，与从食物中被吸收的脂肪一起被分解代谢，释放出热量以满足机体需要。所以体内贮存的脂肪是处于合成（贮热）和分解（供热）的动态平衡中的。

2. 构成人体成分

脂肪中的磷脂和胆固醇是人体细胞的主要成分之一，在脑细胞和神经细胞中含量最多。一些胆固醇则是制造体内类固醇激素的必需物质，如肾上腺皮质激素、性激素等。

3. 供给必需的脂肪酸

人体所需的必需脂肪酸只能从食物中摄取，是合成磷脂和胆固醇酯的必需原料，是所有细胞结构的重要组成部分。同时参与维持皮肤微血管正常的通透性，以及对精子的形成、前列腺素的合成等方面都有重要作用，这些都是必需脂肪酸的重要功能。

4. 增加食欲，促进脂溶性维生素的吸收

没有脂肪或脂肪少的食物口感往往不好，脂肪性食物改善食物的感官性状，可增加风味促进食欲。另外，脂肪还可促进脂溶性维生素如维生素 A、维生素 D、维生素 E、维生素 K 的吸收与利用。

5. 调节体温和保护内脏器官

脂肪大部分贮存在皮下，用于调节和维持体温，保护对温度敏感的组织，防止热量散失。腹腔内部脂肪大多分布和填充在各内脏器官的间隙中，可使其免受震动和机械损伤。

6. 增加饱腹感

脂肪在胃内消化和滞留时间较长，从而延缓了胃肠排空时间，增加饱腹感，使人不容易感到饥饿。

7. 内分泌作用

脂肪组织是体内最大的内分泌器官，人体脂肪细胞数量庞大，能够分泌多种与人体代谢关系密切的激素及细胞因子，如抵抗素、瘦素、脂联素、IL-6、TNF-α 等。这些细胞因子在代谢性疾病及炎症发生发展中都发挥着重要作用。

脂肪长在哪里更健康

1 克脂肪可以产生 9 千卡的热量，属于热量密度较高的营养素；随着经济发展和生活水平的不断提高，越来越多的人因为体内脂肪堆积过多导致代谢性疾病的发生，而增加心理负担和医疗费用支出，给社会造成沉重的经济负担。

1. 人体脂肪的生长位置比脂肪的多少更重要

体重已经不是衡量是否健康的"金标准"了。体重略微高于正常水平，对老年人群尤其有利，可以增加机体对疾病的抵抗力。但是，不该让机体一些重要部位堆积过多脂肪，因为这些部位的脂肪与一些代谢性疾病的发生密切相关。

肝脏内部和其他腹腔器官的脂肪堆积最为可怕。你感觉不到它、看不到它、摸不到它。当肝脏不能及时地代谢掉这些脂肪时，脂肪就会在肝脏中沉积下来，进而发生脂肪肝，对健康造成威胁。这样的人群很容易发生代谢紊乱，诱发高血脂、糖尿病、高血压等。

超重的中年女性，一般情况下，身体中有 40% ~ 45% 的脂肪，其中的 5% ~ 10% 属于腹腔脂肪。可以通过腹部核磁共振检测腹腔脂肪含量，当然，也可以借助一些简单的人体测量方法评价腹部脂肪含量，如腰围就是一个公认的简单实用的指标。

如果女性的腰围超过 80 厘米，男性的腰围超过 85 厘米，就被认为是腹型肥胖，也就是所谓的苹果型肥胖，这类人群发生慢性代谢性疾病的风险高于一般人群。

2. 梨形身材更健康

梨形身材人群脂肪主要集中在大腿和臀部，这些部位的脂肪对人体的危害低于腹部脂肪。因为这说明你的大腿和臀部能从血液循环中吮吸一定的脂肪储存，而且这部分脂肪代谢活性低于腹内脂肪，从而向血液释放的游离脂肪酸量较少，这部分脂肪胰岛素受体数量也会随着脂肪细胞数量的增加而增加，可以避免高血脂、动脉硬化和糖尿病的发生，降低了代谢性疾病的发生概率。

尽管很多人不喜欢丰满的大腿，但是丰满的大腿还有一个作用，就是大号的脂肪接收器。在这方面，女人比男人有一大优势，大约80%的女人都是大腿略粗的梨形身材。梨形身材比苹果体形的人患心血管疾病和糖尿病的危险性要小得多。但是，这一优势在更年期后会逐渐消失。更年期前后，雌激素水平的降低会导致体内脂肪的重新分布。所以我们在年轻的时候就算是一只小梨子也要控制体重，否则更年期体重增高、脂肪重新分布、腹内脂肪增多等都会增加代谢紊乱的概率。

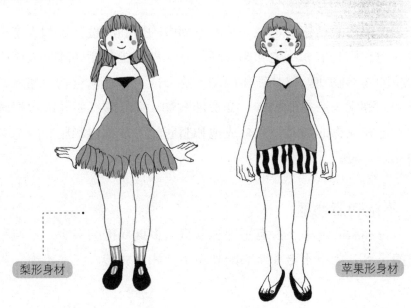

梨形身材   苹果形身材

人休脂肪的需要量

在摄入多少脂肪的问题上，中国营养学会建议健康成年人膳食脂肪提供的热量应占全天摄入的总热量的 20% ~ 30%，也就是说，每个人每天应该摄入的脂肪量与其全天摄入的总热量有关。

如果一个人每天应摄入 8.4 兆焦（2000 千卡）热量，1 克脂肪产生 38 千焦（9 千卡），那么这个人一天应摄入的脂肪量是 2000×（20% ~ 30%）÷9 = 44 ~ 67 克。实际上一般正常人应摄入的脂肪为 50 ~ 80 克。

婴幼儿和儿童摄入脂肪的比例高于成年人，6 个月以内婴儿摄入的脂肪占总热量的 45% ~ 50%，6 ~ 12 个月婴儿摄入的脂肪应占总热量的 35% ~ 40%，1 ~ 17 岁儿童以及青少年摄入的脂肪应占总热量的 25% ~ 30%，成年人摄入的脂肪应占总热量的 20% ~ 30%。

 ## 脂肪酸的分类

根据化学结构的不同，甘油三酯中的脂肪酸按其饱和程度可以分为饱和脂肪酸和不饱和脂肪酸。有几种不饱和脂肪酸是人体不可缺少的营养物质，但是在体内却不能合成，必须从食物中摄取，所以我们称之为必需脂肪酸，如亚油酸和α亚麻酸。脂肪酸根据碳链中不饱和双键的数目可以分成饱和脂肪酸、单不饱和脂肪酸与多不饱和脂肪酸。

1. 不饱和脂肪酸

饱和脂肪酸中不含有不饱和双键，根据双键的多少，不饱和脂肪酸又可分为单不饱和脂肪酸和多不饱和脂肪酸。在多不饱和脂肪酸中，有重要生物学意义的是 ω-3 和 ω-6 系列。ω-3 系列包括亚麻酸、二十碳五烯酸 (EPA)、二十二碳六烯酸 (DHA)、二十碳五烯酸 (EPA) 等，DHA 和 EPA 对婴儿脑、神经及智力发育具有重要作用。

* 不饱和脂肪酸对人体的作用 *

（1）保持细胞膜的相对流动性，以保证细胞的正常生理功能。

（2）使胆固醇酯化，降低血中胆固醇和甘油三酯。

（3）是合成人体内前列腺素和血栓素的前体物质。

（4）降低血液黏稠度，改善血液微循环。

小贴士

★ **膳食中不饱和脂肪酸不足或过多时，易产生下列病症**

（1）血中低密度脂蛋白和低密度胆固醇增加，产生动脉粥样硬化，诱发心脑血管病。

（2）ω-3 不饱和脂肪酸是大脑和脑神经的重要营养成分，摄入不足对婴幼儿可能影响智力发育。

（3）膳食中过多时，可能会促进一些炎症因子的产生。

★ **不饱和脂肪酸的食物来源**

（1）各种烹调油，如橄榄油、花生油、菜籽油、大豆油、玉米油等。

（2）各种坚果，如花生、开心果、腰果、核桃、榛子等。

2. 饱和脂肪酸（不宜摄入过多）

一般来说，动物性脂肪如牛油、猪油、黄油、奶油、乳酪等含饱和脂肪酸比较多，植物油，如椰子油、可可油、棕榈油中也含有丰富的饱和脂肪酸。动物性食物中，畜肉类及某些动物内脏含脂肪最高，且多为饱和脂肪酸。这类食物胆固醇含量往往较高。因此，这类食物摄入过量的同时必然会摄入较多的胆固醇。

研究发现，进食大量饱和脂肪酸后肝脏的 3- 羟基 3- 甲基戊二酰辅酶 A(HMG-CoA) 还原酶的活性增高，进而导致胆固醇合成增加。

摄入过多的饱和脂肪酸会导致体内脂肪过量堆积，进而会引发肥胖、糖尿病、高血压、高血脂、脂肪肝及心脑血管病等。

脂肪的摄入关键在于保持热量平衡

不少人对脂肪的认识存在误区，认为吃含有脂肪的食物就会对健康造成危害。殊不知，脂肪不仅是人体必需的六大营养素之一（人体需要的营养素有六大类：碳水化合物、脂肪、蛋白质、水、维生素和矿物质），它在热量代谢、生长发育、维持机体组织正常结构及内分泌等方面都有重要作用。所以只要保证脂肪的摄入量和比例维持在平衡状态，它在维持人体健康中将产生重要的意义。

脂肪能够促进脂溶性维生素 A、维生素 D、维生素 E、维生素 K 的吸收。脂肪长期供给不足，就会发生营养不良、生长迟缓和各种脂溶性维生素缺乏症。维生素 A 缺乏可引起皮肤干燥、鳞状脱屑；夜盲症、干眼病；指甲没有光泽；头发干燥、容易脱落等。除此之外，植物油还可提供亚油酸、花生四烯酸等人体必需脂肪酸，对增强机体免疫力、身体功能具有重要意义。

许多人认为脂肪一律都是坏的，其实是不对的。适当的脂肪对人体健康也很重要，当脂肪摄入过多而机体不能及时代谢时就会对健康有害。关键是要平衡，平衡才是健康。

* 热量与脂肪 *

> (1) 一个健康的成年女性每天需要摄取 1800 ~ 2000 千卡的热量。
>
> (2) 成年男性则需要 2000 ~ 2300 千卡的热量。
>
> (3) 其中，蛋白质所提供的热量应占全天总热量的 10% ~ 15%。
>
> (4) 碳水化合物所提供的热量应占全天总热量的 55% ~ 65%。
>
> (5) 脂肪所提供的热量应占全天总热量的 20% ~ 30%。

反式脂肪酸

反式脂肪酸是植物油在氢化过程中形成的。生活中常见的食物原料，如人造奶油、氢化油中都可能含有反式脂肪酸。中国卫生部于 2011 年 10 月 12 日发布了编号为 GB28050-2011 的国家标准《食品安全国家标准 预包装食品营养标签通则》，其中规定每日反式脂肪酸的摄入量不应超过 2.2 克。经常食用反式脂肪酸可增加发生心脑血管等疾病的风险。

反式脂肪在少数国家已被严格管制，我国 2013 年 1 月 1 日正式施行的预包装食品营养标签通则中规定，凡是食品配料含有或生产过程中使用了氢化植物油，必须在营养成分表中写明含量，所以去超市购买零食时也要关注食物标签中的这一栏。

＊ 反式脂肪酸在标签上的表现 ＊

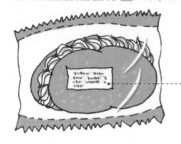

"氢化植物油"、"部分氢化植物油"、"氢化脂肪"、"氢化菜油"、"反式脂肪酸"、"反式脂肪"

1. 含有反式脂肪酸的食物

日常生活中很多美味可口的食品都添加了人造脂肪。比如对一家超市调查显示：95 种饼干里有 36 种含人造脂肪，51 种蛋糕点心当中有 19 种含人造脂肪，16 种咖啡伴侣全部含人造脂肪，31 种麦片里有 22 种含人造脂肪，就连面包、糖果、雪糕、汤圆等也不能"幸免"。因为反式脂肪不仅具有耐高温、不易变质、存放更久及改善食品口感，让食物变得或松脆或爽滑等特点，很多食品加工企业为了吸引消费者购买他们的产品，把反式脂肪酸作为他们获取经济利益的"秘密武器"。

由于传统使用的黄油成本高，而植物油储藏性较差，不能广泛用于固体食物的加工工艺，现在很多厂家都转而使用含有氢化植物油的配料。反式脂肪酸主要存在于下述食物中：

首先，人造油脂如人造黄油（植物奶油）中，植物油氢化不完全就会产生大量反式脂肪酸；其次，油炸食品，如方便面、薯片、薯条等都可能含有反式脂肪酸；还有一些含油脂的加工食品，如方便汤、快餐、冷冻食品（如汤圆）、烘焙食物（如饼干、曲奇和面包等）、各种即冲型糊粉状食品（如粉状麦片、椰子粉、芝麻糊粉等）及各种奶油糖、花生酱、巧克力酱，都可能有反式脂肪酸的身影。

除此之外，起酥面包里面会含"起酥油"，低档巧克力含"代可可脂"，一些面包和酥点中含"麦琪淋"，微波炉爆米花和一些膨化食品中也都含有氢化植物油。就连餐馆里的印度飞饼、手抓饼等口感酥脆的食物，都有可能是用含氢化植物油的油脂制作而成。植物油氢化不完全是反式脂肪酸的主要来源。

2. 反式脂肪酸不利于健康

摄入反式脂肪酸过多会对健康造成严重影响。

含不饱和脂肪的红花油、玉米油、菜籽油可以降低胆固醇水平和氧化损伤对人体的危害，但当被（煎炸）氢化为反式脂肪酸时，作用恰恰相反，会使得低密度脂蛋白胆固醇（LDL-C）升高，高密度脂蛋白胆固醇（HDL-C）降低，从而增加了罹患心脑血管等疾病的风险。此外，有研究显示反式脂肪酸还与乳腺癌的发病具有一定的相关性。

早在 10 年前，欧洲 8 个国家就联合开展了多项有关人造脂肪危害的研究。研究结果显示，人造脂肪能够增加心脑血管疾病的风险，它导致心血管疾病的概率是饱和脂肪酸的 3～5 倍，甚至还会损害人们的认知功能。此外，人造脂肪还会诱发肿瘤（乳腺癌等）、哮喘、2 型糖尿病、过敏等疾病，对胎儿体重、青少年发育也有不利影响。

● 营养知识自测（单项选择题）

1. 女性的腰围超过多少被认为是腹型肥胖？

A. 80cm　　B. 85cm　　C. 90cm

2. 男性的腰围超过多少被认为是腹型肥胖？

A. 80cm　　B. 85cm　　C. 90cm

3. 什么体形的人更健康？

A. 苹果型　　B. 梨型　　C. 胡萝卜型

本书自测题答案 1.A　2.B　3.B

你了解蛋白质吗

小川正在读高二，为了给他打好营养基础，妈妈要求他每天早上吃一碗谷物麦片，只是小川不喜欢喝牛奶，总是把麦片直接干吃。麦片虽然含有丰富的蛋白质，但缺少赖氨酸，其设计正是要和牛奶一起吃，与牛奶的丰富赖氨酸结合成"完全蛋白质"，才能更好地提供营养。

揭开蛋白质的面纱

1. 什么是蛋白质

蛋白质是一切生命的物质基础，是机体细胞的重要组成部分。蛋白质种类繁多，所以其作用也不尽相同。我们人体大部分是由蛋白质构成的，比如肌肉中的肌红蛋白；皮肤、毛发、指甲中有胶原蛋白；骨骼中有骨胶原蛋白；血液中有血红蛋白；酶、激素等也都是由蛋白质构成的。从这个角度上来说，我们的身体就是一个蛋白质块。因此，如果我们想要长得高，肌肉发达，皮肤、毛发有光泽，不容易生病，有正常的生理功能，都与蛋白质的摄取密不可分。

2. 了解氨基酸

说起蛋白质，就不得不提到另外一个词——氨基酸。那么氨基酸和蛋白质到底又有什么关系呢？

其实，氨基酸就是构成蛋白质的基本单位，根据构成蛋白质的氨基酸的种类、数量和排列顺序的不同，蛋白质的种类也不同。蛋白质在体内分解为氨基酸后被人体吸收利用。所以不难看出，蛋白质的营养价值正是由它所含的氨基酸的种类和数量决定。

氨基酸一般又分成两大类，一类靠体内其他氨基酸生成，叫非必需氨基酸，另外一类则是体内不能合成的，需要靠摄取食物来补充，叫必需氨基酸。

必需氨基酸	非必需氨基酸
不能在体内合成	可以在人体内合成
异亮氨酸、白氨酸、赖氨酸、苯丙氨酸、蛋氨酸、苏氨酸、色氨酸、缬氨酸 儿童再加两类：精氨酸和组氨酸	甘氨酸、丙氨酸、丝氨酸、门冬氨酸、谷氨酸、脯氨酸、羟脯氨酸、精氨酸、胱氨酸、组氨酸、酪氨酸等

3. 是谁发现了蛋白质

　　荷兰化学家穆尔德在 19 世纪中期，从动物组织和植物体液中提取出了一种共同的物质。经过研究，他认为这种物质存在于有机界的一切物质中，有生命的东西离开了这种物质就不能生存。于是，穆尔德把这种物质命名为"蛋白质"，英文是 protein，这个词起源于希腊语"proteios"，原意为：重要的、第一的，这一命名也显示了蛋白质对生物体的重要性。

蛋白质应该怎么吃

1. 吃多少蛋白质才合适

　　我们身体的许多部分都由蛋白质构成，随着身体新陈代谢，蛋白质会不断流失。因此，要使生长和维持正常的生理功能，我们必须要摄入蛋白质。那么，我们应该摄入多少蛋白质才合适呢？蛋白质的推荐摄入量根据年龄、性别、体力劳动强度的差异而不同，如下表。

* 中国居民膳食蛋白质的推荐摄入量 RNI/（克／日）*

年龄／岁	男	女
0 ～		
0.5 ～	1.5 ～ 3× 体重（千克）	
1 ～	35	35
2 ～	40	40
3 ～	45	45
4 ～	50	50
5 ～	55	55

年龄／岁	男	女
6 ～	55	55
7 ～	60	60
8 ～	65	65
9 ～	65	65
10 ～	70	65
11 ～	75	75
14 ～	85	80
18 ～		
体力劳动（轻）	75	65
体力劳动（中）	80	70
体力劳动（重）	90	80
孕妇 早期		+5
孕妇 中期		+15
孕妇 晚期		+20
乳母		+20
老年	75	65

（中国营养学会 2000 年 4 月制定）

我们以婴幼儿、青少年、成年人和老年人来分别介绍蛋白质的摄入量。

婴幼儿的身体各项功能器官都在成长发育阶段，蛋白质的摄入量是与日俱增的，一岁以前的婴幼儿蛋白质摄入量与体重相关，计算公式为 1.5 ～ 3 × 体重（千克），也就是说如果你的小孩体重 10 千克左右，每日就要摄入 15 ～ 30 克蛋白质。

1～18岁的青少年，身体正处在生长发育的关键时期，蛋白质的需求量是不断增长的，同时，由于男生和女生在运动量等方面的不同，所需的蛋白质在青春期时也略有不同，10岁以后，男生蛋白质的需求量略大于女生。如14岁时，男生一天的推荐摄入量为85克，女生为80克。

18岁成年以后，我们的身体各方面已基本发育完善，蛋白质的需求量就不会像青少年时期一样是明显递增的，保持在每天70～80克，而更多与所从事的劳动强度有关。从事劳动强度越大，所需的蛋白质就越多。老年人由于不再从事大量的体力劳动，蛋白质的需求量也与一个轻体力劳动者差不多。

以一个男性中度体力劳动者为例，一天应摄入的食物总热量为2500千卡，其中蛋白质88克，占总热量14%，我们一天当中蛋白质应占食物的12%～15%。相当于如果一天摄入如下的食物，蛋白质的摄入量就足够了。

早餐

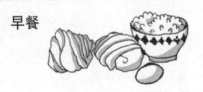

花卷2个，白水煮蛋1个，粥1小碗

中餐

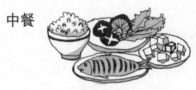

米饭150克，青菜150克，豆腐30克，香菇30克，鱼肉70克

晚餐

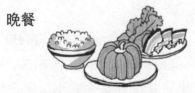

米饭100克，青菜150克，猪肉100克，南瓜100克

辅食

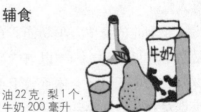

油22克，梨1个，牛奶200毫升

小贴士

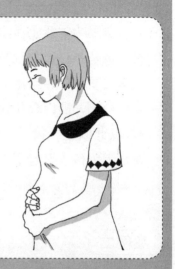

正在母乳喂养期的母亲，或者准妈妈也应该适当提高蛋白质的摄入量。

2. 蛋白质吃得太少

如果长期蛋白质缺乏，会导致骨骼肌量减少，内脏蛋白也会减少，导致蛋白质缺乏型营养不良。一开始可能表现为体力上的改变，感觉容易疲劳、乏力，然后抵抗力下降，如果长时间的蛋白质缺乏，可能会出现低蛋白血症。这时如果去验血，有的人会发现蛋白水平很低，这可能就是蛋白质长期缺乏导致的低蛋白血症。

如果缺乏蛋白质的情况继续严重下去，人体就会出现水肿。这种水肿和平时早晨起来因为水喝多了的水肿是不一样的。蛋白质缺乏引起的水肿表现的特性可以通过以下的检查发现：首先用手指按压水肿处，一压就会出现一个坑，另外水肿处的皮肤会绷得很紧，亮晶晶的。

案例一

　　阜阳的劣质奶粉事件中受害儿童出现"大头娃娃"的症状，也是蛋白质长期缺乏的一种表现。因为奶粉出厂都要检测蛋白质含量，不法商家用了三聚氰胺来代替蛋白质来通过安全检测，所以食用这些奶粉的小孩其实都没有吸收到蛋白质，长此以往导致了蛋白质缺乏。为什么有些妈妈没有发现，就是因为孩子看起来胖胖的，很多人觉得可爱，造成了忽略。

案例二

　　非洲有很多小孩手脚很瘦，但却顶着个大肚子，这跟长期蛋白质缺乏，体内产生了大量腹水有关，这也是蛋白质缺乏导致水肿的一种表现。

3. 蛋白质吃得太多

　　蛋白质摄入不足会影响身体的健康，但是如果摄入过多，也会带来不少的问题。

　　首先，蛋白质的代谢废物会损害肾脏功能。对人体来说，碳水化合物和脂肪都是清洁能源，因为它们代谢的最终产物是二氧化碳和水。而蛋白质代谢却会产生很多废物，如肌酐、尿素等，这些代谢废物通过肾脏排泄会加重肾脏的负担。例如因纽特人喜欢将肉作为主食，这样摄入了大量高蛋白，造成蛋白质过剩，很多人都是因为肾脏方面的疾病去世的。

其次,蛋白质摄入过多也会导致体重增加。如果摄入过多蛋白质,身体会将多余的蛋白质燃烧产生热量,而燃烧脂肪和碳水化合物的热量就会相对应减少,那么没有燃烧完全的脂肪和碳水化合物就会堆积在体内,进而造成发胖。同时,如果摄入蛋白质过多,多余的蛋白质会在肝脏上转换为糖原或脂肪在体内储存,这也会使体重增加。

再次,蛋白质摄入过量时,尿钙排出量增加,从而增加肾结石的危险。吃大鱼大肉过多而主食、蔬菜偏少的情况下,容易造成膳食中钙、钾、镁元素过少,而硫、磷元素过高,为了中和硫和磷,尿钙排出量将上升,而骨钙溶出将增加,长此以往就会造成人体内钙的大量流失。

4. 蛋白质怎么补更健康

蛋白质最主要的来源就是肉、蛋、奶和豆类食品,大体分为两大类:动物蛋白质和植物蛋白质。动物蛋白质包括肉类、鱼虾类、蛋、奶中所含有的蛋白质,植物蛋白质包括豆类和谷类中所含有的蛋白质。蔬菜和水果中含有的蛋白质是非常少的。

你知道牛舌、牛里脊、牛后腿、牛蹄筋中哪一部分的蛋白质含量最高?

蛋白质含量最丰富的是牛蹄筋,但是牛蹄筋中的蛋白质大多是胶原蛋白,这是一种不完全蛋白质,而瘦肉中的蛋白质属于完全蛋白质,更有益于人体吸收和生长发育,因而蛋白质含量虽然牛蹄筋取胜,但质量不如瘦肉中的好。

★ 什么是优质蛋白质

优质蛋白质也就是完全蛋白质，指所含必需氨基酸种类齐全、数量充足、比例适当，利用率高，能促进生长发育，维持生命的蛋白质。优质蛋白质主要来源于除动物胶原蛋白质外的所有动物蛋白质，如奶、蛋、鱼、肉以及植物蛋白质中的大豆蛋白。

其余则是部分不完全蛋白质和不完全蛋白质。

部分不完全蛋白质所含的氨基酸虽然种类齐全，但其中某些氨基酸的数量不能满足人体的需要。它们可以维持生命，但不能促进生长发育。例如，小麦中的麦胶蛋白便是半完全蛋白质，含赖氨酸很少。

不完全蛋白质不能提供人体所需的全部必需氨基酸，单纯靠它们既不能促进生长发育，也不能维持生命。例如，肉皮中的胶原蛋白便是不完全蛋白质。

我们通过摄取食物的多样性可以补充必需氨基酸，如果缺少某一种氨基酸，我们可以通过吃其他的蛋白质加以补充，这样就可以形成完全蛋白质。例如，小麦等植物蛋白质大多缺少赖氨酸，但蛋氨酸相当丰富，牛奶中则缺少蛋氨酸，而赖氨酸十分丰富。如果同时吃这两种食物就可以互补，补充人体所需的氨基酸了，也即是说，同时食用牛奶和面包，我们就可以摄入完全蛋白质了。

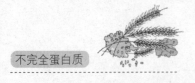

不完全蛋白质

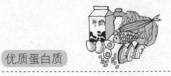

优质蛋白质

不同年龄段的平衡食谱

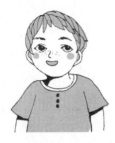

●10 岁男童

总热量 2000 千卡／日

蛋白质 75 克，占总热量 15%
脂肪 62 克，占总热量 28%
碳水化合物 286 克，占总热量 57%

建议食谱（一）

早餐

1. 甜牛奶 1 瓶（牛奶 200 毫升，糖 10 克）
2. 香菇菜包 1 只
3. 白煮蛋 1 只

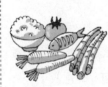

午餐

1. 番茄鱼片（番茄 75 克，青鱼片 70 克）
2. 胡萝卜炒芦笋（胡萝卜 50 克，芦笋 100 克）
3. 米饭（大米 110 克）
4. 烹调油 15 克

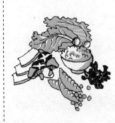

晚餐

1. 木耳莴笋肉片（湿木耳 30 克，莴笋 75 克，
   肉片 60 克）
2. 香菇炒香干（鲜香菇 30 克，香干 20 克）
3. 炒荷兰豆 125 克
4. 米饭（大米 100 克）
5. 烹调油 15 克

点心 1

苹果 1 只（150 克）

点心 2

酸奶 100 毫升，面包 1 片（25 克）

建议食谱（二）

早餐

1. 小米粥 50 克
2. 肉包 1 只
3. 酱菜少许

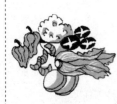

午餐

1. 青椒炒虾仁（青椒 50 克，虾仁 70 克）
2. 素鸡半块（30 克）
3. 香菇青菜（鲜香菇 30 克，青菜 150 克）
4. 米饭 110 克
5. 烹调油 15 克

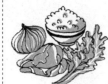

晚餐

1. 洋葱牛肉丝（洋葱 75 克，牛肉 70 克）
2. 炒蓬蒿菜（蓬蒿菜 150 克）
3. 米饭 110 克
4. 烹调油 15 克

点心 1

香蕉 1 只（150 克）

点心 2

牛奶 200 毫升，苏打饼干 4 块

不同年龄段的平衡食谱

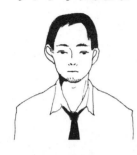

● 成年男性中体力劳动者

总热量 2500 千卡／日

蛋白质 88 克，占总热量 14%
脂肪 75 克，占总热量 27%
碳水化合物 368 克，占总热量 59%

建议食谱（一）

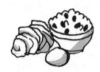

早餐
1. 赤豆红枣粥 50 克
2. 白煮蛋 1 只
3. 花卷 1.5 只

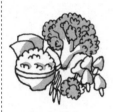

午餐
1. 香干茭白鳝丝（香干 30 克，茭白 50 克，鳝丝 70 克）
2. 草菇炒西兰花（草菇 30 克，西兰花 150 克）
3. 米饭 150 克
4. 烹调油 22 克

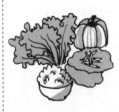

晚餐
1. 红烧大排（大排 100 克）
2. 蒸南瓜（南瓜 100 克）
3. 炒生菜（生菜 150 克）
4. 米饭 125 克
5. 烹调油 22 克

点心 1
生梨 1 只（150 克）

点心 2

牛奶 200 毫升，全麦面包 1 片（25 克）

建议食谱（二）

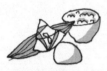

早餐

1. 燕麦粥 50 克（燕麦片 20 克，大米 30 克）
2. 肉粽 1 只（糯米 50 克，瘦肉 25 克）
3. 淡馒头 1 只（富强粉 50 克）

午餐

1. 红烧木耳黑鱼块（湿木耳 50 克，黑鱼 75 克）
2. 香干拌马兰头（香干 20 克，马兰头 200 克）
3. 葱油海带（海带 30 克）
4. 米饭（大米 150 克）
5. 烹调油 22 克

晚餐

1. 茶树菇炒牛柳（茶树菇 70 克，牛柳 80 克）
2. 酒香草头（草头 200 克）
3. 米饭（大米 125 克）
4. 烹调油 22 克

点心 1

猕猴桃 1 只（100 克）

点心 2

牛奶 200 毫升，面包 1 片（25 克）

不同年龄段的平衡食谱

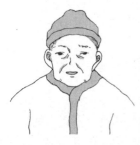

● 老年男性

总热量 1900 千卡／日

蛋白质 75 克，占总热量 16%
脂肪 53 克，占总热量 25%
碳水化合物 280 克，占总热量 59%

建议食谱（一）

早餐

1. 小米粥 50 克
2. 肉包 1 只
3. 酱黄豆 20 克

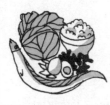

午餐

1. 清蒸带鱼（带鱼 70 克）
2. 虾皮炒卷心菜（虾皮少许，卷心菜 150 克）
3. 紫菜蛋汤（紫菜少许，鸡蛋 25 克）
4. 米饭（大米 110 克）
5. 烹调油 8 克

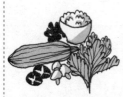

晚餐

1. 木耳西葫芦肉丝(湿木耳 20 克,西葫芦 75 克, 肉丝 50 克)
2. 炒双菇（鲜香菇 30 克，蘑菇 30 克）
3. 拌蓬蒿菜（蓬蒿菜 150 克）
4. 米饭（大米 110 克）
5. 烹调油 10 克

点心 1

草莓 100 克

点心 2

淡豆浆 200 毫升 面包 1 片（25 克）

建议食谱（二）

早餐

1. 燕麦粥 50 克（燕麦片 20 克，大米 30 克）
2. 菜包 1 只
3. 白煮蛋 1 只

午餐

1. 莴笋丁炒虾仁（莴笋 75 克，胡萝卜 20 克，香干 20 克，虾仁 60 克）
2. 炒菠菜（菠菜 150 克）
3. 米饭（大米 110 克）
4. 烹调油 15 克

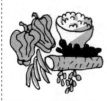

晚餐

1. 青椒鳝丝（青椒 75 克，鳝丝 70 克）
2. 木耳枸杞炒山药（湿木耳 20 克，枸杞少许，山药 100 克）
3. 米饭（大米 100 克）
4. 烹调油 15 克

点心 1

芦柑 1 只（150 克）

点心 2

牛奶 200 毫升，全麦面包 1 片（25 克）

● 营养知识自测（以下均为是非题）

1. 动物蛋白都是优质蛋白吗？（ ）

2. 蔬菜水果中富含蛋白质吗？（ ）

3. 缺乏蛋白质会感到四肢无力吗？（ ）

4. 摄入过多蛋白质会导致蛋白尿吗？（ ）

5. 适当摄入蛋白质更有利于减肥吗？（ ）

6. 青少年时期蛋白质需求量不断加大吗？（ ）

7. 加强运动同时必须补充蛋白质才能练出肌肉吗？（ ）

本书自测题答案 1. 错 2. 错 3. 对 4. 错 5. 错 6. 对 7. 对

你会喝水吗

你知道吗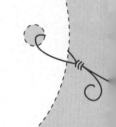

廖女士每天起床喝一杯蜂蜜水，为的是养颜和润滑肠胃。
她的先生则是晨起喝一杯黑咖啡，说这样才能抖擞精神
上班去。他俩都履行了"早起一杯水"的民谚，但却是
错误的喝水方式。关于喝水的学问可不少，本节内容将
逐一为你揭示。

水在生命中的作用

　　水是生命之源，有了水才有生命。一个成年人的身体内有 75% 是水。对于人体而言，水参与生命的运动，排除体内有害毒素，帮助新陈代谢，维持有氧呼吸等等。水的各种不同的理化性质，使其承担着多种关键的机体功能。

1．帮助消化

　　我们吃进嘴里的食物，经牙齿咀嚼和唾液的湿润后，进行着从食管运送到肠胃，逐渐到完全消化并被大肠吸收的过程，而这些环节都需要水的参与。我们身体需要的许多营养成分，只有充分地溶解于水，才能被吸收。

2．运输营养

　　水将充分溶解后的营养素运至细胞，还转运各种生物活性物质，如：激素、酶、血小板、血细胞等。水保障着细胞的代谢过程顺利进行。

3．排泄废物

　　人体代谢产生的废物和毒素必须通过肾脏排出体外，一般每日尿量 1000 ～ 1500 毫升，至少为 500 毫升。每日代谢体内的固体废物 35 ～ 40 克，每 15 毫升尿能排出 1 克固体废物。而这些排泄方式都需要水的参与才能实现。

4．润滑人体

　　水是人体关节润滑液的主要来源。同时，也是润滑消化道和泌尿系统的黏性液体的主要成分。它参与维持细胞的正常形态和完整细胞膜的组成，还保持皮肤的润滑和弹性。

5. 平衡体温

水在吸收热量后，自身温度变化相对较小，由于这种超凡的溶热量力，水对帮助机体调节体温有着至关重要的作用。

6. 维护细胞

水是人体结构的重要成分。它促进细胞的新陈代谢，参与维持细胞的正常形状和完整细胞膜的组成，并保持皮肤的润滑和弹性，对于维持正常细胞功能具有关键作用，水与我们的身体健康息息相关。

人体一旦缺水，后果是很严重的。缺水 1% ~ 2%，感到渴；缺水 5%，口干舌燥，皮肤起皱，意识不清，甚至幻视。所以地震时才有"黄金救援 72 小时"的说法。

每天第一杯喝什么水

在一天的时间里，我们会喝各种不同的水，但早晨起来的第一杯水究竟该喝什么水呢？蜂蜜水？淡盐水？白开水？鲜果汁？对此许多人都有不同的见解。应该说对于不同的个体体质，选择的水肯定是不一样的，但普遍适用于大众人群的水是：白开水！

1. 白开水

人经过一个晚上的代谢，早晨起床后，人体的血液黏稠度增高，这个时候改善供血最重要的就是让血液恢复它的正常浓度，以便更顺畅地流动，因此早起喝一杯温热的白开水，趁空腹吸收快，可稀释浓稠的血液，滋润缺水的机体，促进血液正常循环，有效预防心脑血管疾病的发生，还有利于肾脏代谢，软化大便，促进人体新陈代谢，建议白开水是早晨饮水的第一选择。

2. 淡盐水

淡盐水具有清热消炎的作用，只适合部分人群。早晨空腹喝1杯淡盐水，可以清理胃火，消除口臭和口中苦淡无味的现象，还能清理肠道内的"火气"。尤其秋冬时节气候干燥，是急、慢性咽喉炎和扁桃腺炎的多发期，当咽喉感觉有轻微不适时，可用淡盐水作晨间漱口剂，能起到消炎杀菌的效果。还有在早晨剧烈运动后，出汗过多导致钠盐丢失时，可适量喝些淡盐水，以补充水分和电解质。但是用法因人而异。根据《中国居民膳食指南》，每人每天摄入的盐不应超过6克，而目前仅上海市民而言，人均每天摄入的盐分已经达到了10～13克，因此对于高血压、肾脏病的患者来说，早上再来一杯淡盐水，那就是雪上加霜了，建议用淡盐水漱口。

3. 蜂蜜水

早晨把蜂蜜水当作第一杯水的人不在少数，认为早晨喝蜂蜜水最养生，可以帮助排便，其实这仅仅是对极少部分人有效果。对于大多数人群来说，空腹喝蜂蜜水容易使体内酸性增加，时间长了就会胃酸过多而患上胃溃疡或十二指肠溃疡，一般建议在早饭后1.5～2小时后喝蜂蜜水。如果有糖尿病、体型微胖甚至肥胖的人群，并不推荐喝蜂蜜水，建议要按照个人身体情况选择水。

4. 鲜果汁

起床后第一杯水的主要目的是补充水分，鲜果汁和饮料都是高糖食品，早上人的血糖本来就相对较高，此时再喝一杯高糖的果汁，身体还须排出水分对果汁进行稀释和消化，会加重胰岛的负担（会迫使胰岛分泌大量胰岛素来平稳血糖），因此也不推荐。

5. 牛奶、咖啡

　　牛奶、咖啡更不宜作为清晨的第一杯饮料，因为这些饮品非但不能提供此时机体最需要的水分，还会让机体在本已经缺水的状态下，迫使胃肠进行消化和吸收工作，这是不利于身体健康的，建议中午饮用。

　　水，在早晨扮演了非常重要的角色。随着一杯水慢慢流遍全身，精神饱满的一天开始了。建议结合身体需要、环境、运动等情况，随时补充水分。根据你的健康需求，选择适合自己的一杯晨水，这样就不会增加身体的负担。

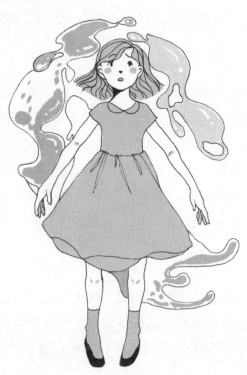

认识不同的水

人和水是分不开的，如果人体减少水分 10% 便会引发疾病，减少 20%～25% 就会危及生命。一个健康成人，每天平均要喝 2000 毫升左右的水，水对每个人都是生命的力量和源泉。正因为水的重要性，很多商家都在水上大做文章。以前是单纯的自来水，后来家家户户购买桶装水、纯净水，再到现在的蒸馏水、矿泉水、矿物质水、碱性水等。名目繁多的水搞得人们云里雾里、晕头转向，这些水到底有什么区别呢？

1. 蒸馏水

蒸馏水是经过多重过滤去除了水中的各种微生物、杂质和矿物质等微量元素，以符合生活饮用水的水质标准制成的，不含任何添加物而可直接饮用的水。服药时饮用蒸馏水有助于药物充分溶解、吸收，从而提高药效。但是在蒸馏水中去除对人体有害的细菌和杂质的同时，也把对人体有益的微量元素和矿物质去除了。

2. 矿泉水

矿泉水来自自然资源，从地下深处涌出或由人工开采出来的未受污染的水源，进行过滤除菌处理后，可供饮用或医疗使用。饮用矿泉水含有适量浓度的某种特定成分的矿物盐、微量元素或二氧化碳气体，因而有益于人体健康，可供直接饮用，但由于采水的地域不同，水质也参差不齐。

3. 矿物质水

矿物质水是在蒸馏水中按照人体需要的多种元素浓度，按照一定量的比例添加矿物质而配制出来的水，通俗讲，就是含有微量元素的"人工矿泉水"。

4. 碱性水

根据我国饮用水标准给出的定义，pH 大于 7 的为碱性水（苏打水）。一般商店出售的瓶装水包装上都会注明水的 pH。很多人认为碱性水能改变或调节人体的酸碱值，其实这是错误的。因为人体会自动维持酸碱平衡，而食物并不会直接改变血液中的酸碱浓度，喝水同样做不到。用餐时喝碱性水还会冲淡胃酸，影响食物消化。当然对于某些特定人群，例如痛风患者，喝点碱性水还是有一些帮助的。但是对于正常健康人，只要喝烧沸的符合标准的自来水就可以了。

5. 自来水

自来水都是经氯消毒灭菌处理过的，煮沸了就是可饮用的白开水。通过高温杀死微生物等细菌，而矿物质和微量元素依然存在，是健康的饮用水。有许多居民家庭担心自来水里面的氯气含量超标，其实对于进入千家万户的自来水，国家有严格的标准，加上自来水在烧煮过程中，水温达到 100℃时，有害物质会随蒸汽蒸发而大大减少，如继续沸腾 3 分钟，则饮用安全，完全符合饮用水标准。

桶装水喝几天最安全

现在大部分的家庭或办公室，饮用的都是 19 升的桶装水。可是，这一大桶，一般家庭几天能喝完呢？

我们专门做了一个实验：一桶 19 升桶装水，开封后分别选取放置一天、二天、三天、四天、五天的水样各 1 毫升，滴在菌落测试片上。另外，再选取 1 毫升的无菌生理盐水，滴在菌落测试片上。测试结果显示，滴有无菌生理盐水的测试片没有变化，也就是说，里面不含细菌。而滴有桶装水样本的 5 片测试纸均出现了红点。其中，放置了一天的桶装水有 4 个菌落，而放置了五天的桶装水，菌落数量达到了 100 个。

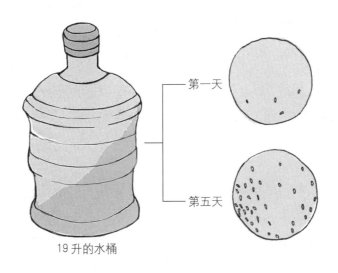

第一天

第五天

19升的水桶

　　根据我国日常饮用水的标准，每毫升饮用水的菌落数量不得超过 100 个，也就是说，桶装水开封后第五天已经达到直接饮用的极限。

　　当然，有人会问：为什么我喝了放置五天，甚至超过五天的水也没有什么事呢？这要归功于人体的自我免疫力功能，当我们的身体处于健康状态时，可能并不会出现什么问题。但当免疫力较下降的时候，喝这样的水就容易生病了！

　　有人又问，我们不喝饮水机里的水，把自来水烧沸喝就一定没问题了吗？这当然是可以的。但值得注意的是，许多人将水烧开后灌进暖瓶里保温，也有一些人把水放在电热水壶里，凉了就再加热，这都存在安全隐患。暖瓶里放置多日的开水、反复煮沸的残留水、炉灶上久沸的水，其中的细菌以及含氮物质都会发生一些化学反应，亚硝酸盐的含量会逐渐升高，对人体是不好的。

所以，我们应该喝一次性烧沸、不超过 24 小时的开水。

小贴士

★ 不喝三种水

生 水

生水包含井水、河水等，这些水中含有对人体有害的细菌、病毒和人畜共患的寄生虫，很容易引起急性胃肠炎、病毒性肝炎、伤寒、痢疾及寄生虫的感染。

千滚水

千滚水就是电水瓶、电热器中反复煮沸的水和多次反复使用的蒸锅水。这种水因煮得过久、水中重金属成分和亚硝酸盐含量很高。长期饮这种水，会引起亚硝酸盐中毒。煮沸后隔了一夜或放置很长时间的开水，也尽量不喝。

老化水

俗称"死水"，就是长时间储存不动的水。常饮这样的水，对未成年人来说，会使细胞新陈代谢明显减慢，影响身体生长发育；中老年人则会加速衰老。

每天到底该喝多少水

饮水是生命进行中不可或缺的一部分。专家建议：每次喝水200～300毫升，每天喝6～8次。不要等口渴时一次性大量饮水，以免使体内体液浓度突然变化，给身体造成不适。水的重要性已经不言而喻，但人体中的水也要适量，太多或太少，都会影响健康。

正常人摄入的水与排出的水是相等的，人体每日排出的水量2000～2500毫升。这些水分主要来自饮水1000～1500毫升和摄入的固态或半固态食物所含的水分。体内氧化过程中生成的水分（内生水）200～400毫升。所以每天摄入2000毫升的水是最低生理需要量。

小贴士

★ **人体的体液通过4种途径排出体外**

（1）肾排尿：一般每日尿量1000～1500毫升，最少为500毫升。因人体每日代谢产生固体废物35～40克。

（2）皮肤的蒸发和出汗：每日从皮肤蒸发的水分约500毫升。这种蒸发的水分是比较固定的，并不因为体内缺水而减少。如果运动出汗，那从皮肤丢失的水分就更多。如有发热，体温每升高1度，从皮肤中丢失的水分将增加100毫升。

（3）肺呼出水分：正常人每日从呼气中丧失水分约400毫升。这种水分的丧失也是恒定的，不会因为体内缺水而减少。

（4）消化道排水：每日胃肠分泌消化液8200毫升，其中绝大部分重吸收，只有100毫升左右随粪便排出。

1. 脱水与水分过多

体内水分流失量达到体重的 1% 即称为脱水，通常在腹泻、发热、呕吐、出血和大量流汗时会发生。当出现脱水而没有马上补充水分时，身体为了保留水分，就会自动关闭流汗的机制。但是热量的散发是依靠流汗的，此时体内的热量无法散发出去，体温就会快速上升。体温过高造成的结果就是中暑、或出现肌肉痉挛、头晕、意识不清等症状。

在排出汗液的同时，流失的电解质最主要的是钠和氯及少量的钾。每流失 1000 毫升的汗液，其中就有 1 克是钠。像铸造工人、矿工、马拉松选手等一些特殊的工种或者人群，长时间在高热的环境下作业，大量的水分流失会使得血浆内钠的浓度下降，所以这些人常喝盐汽水补充钠。

反之，如果身体里水分太多，比如发生在脑部，就会导致惊厥、昏迷甚至死亡。所以根据自身情况，摄入适当的水分，维持体液平衡是非常重要的。

2. 补充多少水依据身体状况作调整

每天到底该喝多少水，很多人第一反应就是：每天 8 杯水！其实，这个数值并非一成不变的，同样应该根据自己的体质和身体状况作调整。打个比方，你和姚明相比，每天摄入的水量就肯定不一样。一般普通人，每天摄入 2000 毫升的水就够了，而这 2000 毫升里面还包括喝的汤、茶以及吃的水果等。而对于痛风急性期的患者，一天摄入的水应保证有 3000 毫升；水肿患者则最多 500 ~ 1000 毫升。

另外，现在人们生活好了，夜生活也多了，睡觉时间就减少，少睡、熬夜都会造成水分的丢失，就像中医所讲"熬夜伤阴津"。 第二天小便里废物多了，颜色变作深黄色。

所以不同体质，不同生活方式，喝多少水适合自己的身体状况，最简单的可以看小便的颜色，一般以淡黄色小便为好。

小贴士

★ 消除水肿有妙招

每个人或多或少都碰到过水肿的问题，如果频繁出现这种症状，可能是身体发出的一个讯号，这时候可能有心血管系统的疾病，或者肾功能不全。千万不要忽视身体给出的警报，应该去医院做尿液检查。

眼下生活工作节奏都很快，一些人忙起来一直憋尿或者久坐不动，也是导致水肿的原因。此外，摄入过多的水、血液循环不良、寒症、不规律的生活习惯、节食、女性经期激素分泌异常、泌尿系统、淋巴系统的循环出现障碍等都会引起水肿。

对于因疲劳等亚健康原因引起的水肿，有什么缓解的妙招呢？首先，可以选择泡澡来预防浮肿。因为体内的血管扩张后可以加速血液流动，这样血管周围的水分就不容易滞留。但要注意的是，浸泡的水温为接近人体体温36℃，浸泡时间以30分钟为宜。其次，下肢水肿的话，可以盘坐，将右脚架在左腿上，双手抓捏，叩击揉搓脚趾和脚底，力度由轻到重，换脚交替重复15次。第三，则可以在自然坐姿的情况下，将左脚放在右腿上，用手轻轻地旋转左脚踝5分钟，然后换脚，重复进行。

营养知识自测（单项选择题）

1. 起床时如果发现水肿，可以通过喝什么水来消肿？

A. 糖水　　B. 盐水　　C. 弱酸性水　　D. 应去医院就诊

2. 大量出汗后，应当补充以下何种饮料？

A. 淡盐水　　B. 白开水　　C. 运动饮料　　D. 碳酸饮料

3. 常喝硬水比软水好。

A. 对　　B. 错

4. 番茄汁有助于 _____ 。

A. 利尿　　B. 润肠　　C. 开胃

5. 女性体内含的水分比男性 _____ 。

A. 多　　B. 少

6. 体质虚寒或胃酸过多的人适合饮用什么茶？

A. 红茶　　B. 绿茶　　C. 白茶　　D. 普洱茶

本书自测题答案 1.D 2.C 3.B 4.A 5.B 6.A

不可少的矿物质

你知道吗

小陈最近经常出现抽筋，有时腿疼得几乎受不了。原因是他平时爱喝黑咖啡，又不注重补钙。咖啡和可乐等饮料容易造成钙流失。要想补钙，吃钙片加维生素 D 是一个办法，更应该在日常生活中多补充含钙高的食物，如虾皮、海带等。

什么是矿物质

矿物质是构成人体组织、维持正常生理功能和生化代谢等生命活动必需的各种元素的总称，它与蛋白质、维生素、脂肪、碳水化合物和水并列为人体必需的六大营养素之一。

矿物质分成两类：一类是含量较多的常量元素，如钙、镁、钠、钾、硫和氯，占人体全部矿物质总量的 60% ~ 80%，还有一类是含量较少的微量元素，如：铁、碘、铜、锌、锰、钴、钼、硒、铬、镍、氟、硅和矾，这两类 21 种是人体必需的矿物质元素。与维生素一样，矿物质不能直接为机体提供热量，也不能在体内自行合成，必须有外界环境供给，虽然需要量不多，但是摄入不足会影响机体的正常运作，导致疾病，如果摄入过量，则容易引起中毒。

虽然矿物质在人体内的总量不及体重的 5%，却支撑起人的形体、参与生命活动的各个环节，承担着人体生命代谢的协调员的重担。它是构成机体组织的重要成分，如钙、磷、镁是支撑人体骨骼和牙齿的重要成分；磷和硫是构成组织蛋白的成分，与蛋白质一起维持着细胞内、外液的渗透压的平衡。血液中的血红蛋白、甲状腺等都需要铁、碘的参与酶结合，才能完成代谢功能。在组织液中的各种矿物质元素，特别是保持一定比例的钾、钠、钙、镁离子，是维持精神和肌肉兴奋性、细胞膜通透性以及所有细胞正常功能的必要条件。

在人体的新陈代谢过程中，每天都有一定数量的矿物质通过粪便、尿液、汗液、头发等途径排出体外，因此必须通过膳食予以补充。据中国营养学会公布的调查结果显示，中国人维生素和矿物质摄入不足和不均衡的现象普遍存在，容易缺乏的矿物质主要有：钙、铁、锌、碘、硒。

生命之本——钙与铁

从骨骼形成、肌肉收缩、心脏跳动、神经以及大脑的思维活动、直至人体的生长发育、消除疲劳、健脑益智和延缓衰老等，生命的一切运动都离不开钙。

钙占人体重量的1.5%～2%，正常人体内含钙约1000～1200克，仅次于碳、氢、氧、氮。大约有99%的钙存在于骨骼及牙齿中，只有1%的钙储存在血液和软组织中，血液和软组织中的钙非常重要，它参与整个生命过程，故称之为生命之本。

据世界卫生组织统计，人体有135种基础疾病，其中106种疾病与缺钙有关。有调查显示：我国人均每天钙摄入量仅为405毫克，只占到推荐摄入量的50%左右。再加上人们补钙的观念、方式的误区、膳食结构的不合理等原因，造成了大量缺钙人群。

补钙首先还得从一日三餐中补，牛奶及奶制品都是含钙丰富容易吸收的。其次，虾皮、海带的含钙量高于牛奶，水产品、蛋类、豆类食品含钙量也比较高，少喝酒类、咖啡和可乐类饮料，其中的磷酸盐会严重妨碍钙的吸收，而且还会导致钙的流失。可以多喝茶，茶水除了含有丰富的钾离子外，还有促进骨骼、牙齿坚固的氟元素，因而喝茶对骨骼健康是有益无害的。此外，要经常晒太阳，晒太阳是很好的补钙方式。

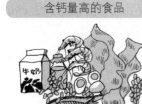

含钙量高的食品

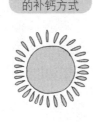

晒太阳是很好的补钙方式

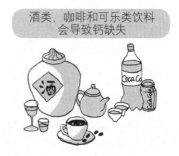

酒类、咖啡和可乐类饮料会导致钙缺失

服用补钙药物或保健品，应该要注意服用的方法和时间，因为钙不容易吸收，如果服用不当，收效甚微。

1. 补钙的同时要服用维生素 D，如果没有维生素 D 的参与，人体对钙的吸收还不到 10%，另外，维生素 D 不仅有利于钙的吸收，还可以调节血钙的水平。

2. 无论是钙片、碳酸钙剂等对胃都有些影响，为了减少对胃的刺激，许多人会选择在用餐时服用。其实，一般膳食中都有脂肪，脂肪酸会与钙结合，形成不能被人吸收的络合物。如果膳食中含有鞣酸和草酸的食物，也会抑制钙的吸收（比如浓茶、菠菜和韭菜）。

3. 服用钙片或者碳酸钙剂，应该在饭前一小时服用，尽可能不要与其他食物一起服用，补铁与补钙的时间也应该错开，因为铁和钙会相互影响有效吸收。

* 食物含钙表（每百克含钙毫克数）*

品名	虾皮	海带	奶酪	芝麻酱	榛子（炒）	牛奶	芹菜叶	黄豆	豆腐
含钙量	991	625	799	1170	815	104	366	191	164
品名	紫菜	黑豆	牛肉	燕麦片	黑巧克力	毛豆	芹菜茎	杏仁	菠菜
含钙量	343	370	23	186	32	100	152	111	102

人体中铁元素含量不过 3～5 克，但是其功能极其重要。从参与氧的运输，构成血红蛋白和肌红蛋白；到参与热量代谢，构成细胞色素和含铁酶，乃至为身体细胞运输氧气，都少不了铁元素。人体如果缺少铁元素，就会出现全身乏力、头晕，实际上这种状况就是机体细胞呼吸障碍，处于缺氧状态。气温降低时，为保持内脏器官正常工作，就得产生更多的热量来维持体温的恒定。另一方面，

由于组织细胞得到的氧气减少，新陈代谢也减慢，产热不足，所以缺铁会畏寒怕冷。缺铁性贫血使人体在单位时间内流过大脑的氧气减少了，而缺氧就会影响智力，幼儿时期的缺铁性贫血会损害儿童的认知能力，即使在以后补充铁也很难恢复。

易患缺铁性贫血的人群有：女性、婴幼儿、孕妇、乳母和素食者。缺铁的症状有：疲乏无力、心慌气短、头晕眼花、口唇苍白、眼睑结膜苍白；儿童缺铁会影响其生长、智力的发育，造成无精打采、注意力不集中、学习障碍、烦躁等。在月经期间女性会额外流失一部分的铁，所以补铁对女性和儿童尤为重要。

* 食物含铁表（每百克含铁毫克数）*

品名	猪肝	干黑木耳	鸡肝	鸡血	芝麻酱	鸭血	瘦猪肉	鸭肝
含铁量	31.1	185	13.1	28.3	58	30.5	25	23.1
品名	蛋黄	猪血	猪肾	羊肝	牛肝	樱桃	大黄梨	大豆
含铁量	10.2	45	5.6	17.9	8.8	59	11.7	9.4

 # 矿物质小常识

钙——骨骼的构成元素

功能：钙是保持心脏健康和神经健康、止血、维持肌肉收缩以及皮肤、骨骼和牙齿健康的营养素。

摄入不足症状：肌肉痉挛或颤抖、失眠或神经质、关节痛或关节炎、龋病、高血压。

最佳食物来源：杏仁、玉米油、南瓜子、煮熟晾干的豆类、卷心菜、小麦。

镁——钙的亲密战友

功能：镁增强骨骼和牙齿强度，有助于肌肉放松，从而促进肌肉的健康，对于治疗经前综合征、保护心脏和神经系统健康是很重要的。

摄入不足症状：四肢无力、失眠或神经质、高血压、心律不齐、便秘、多动症、抑郁、缺乏食欲、软组织内钙质沉淀（如肾结石）。

最佳食物来源：麦芽、杏仁、腰果、葡萄干、花生、大蒜、青豆、螃蟹、山核桃。

钠——参与代谢的元素

功能：保持体内水分平衡，防止脱水；有助于神经活动和肌肉收缩，也利于热量产生，同时可将营养物质运送到细胞内。

摄入不足症状：低血压、脉搏加快、对事物缺乏兴趣、缺乏食欲、肌肉痉挛、恶心、呕吐、消瘦和头痛。

最佳食物来源：泡菜、橄榄、小虾、火腿、芹菜、卷心菜、螃蟹、西洋菜、红芸豆。

钾——钠的搭档

功能：促进神经和肌肉的健康，维持体液平衡，有助于胰岛素的分泌以及调节血糖、参与新陈代谢，维护心脏功能，刺激肠道蠕动以及排出代谢废物。

摄入不足缺乏症状：心律不齐、肌肉无力、手脚发麻和针刺感、易怒、恶心、呕吐、腹泻、腹胀、脂肪团、钾钠比失衡导致的低血压、思维混乱、精神冷漠。

最佳食物来源：西洋菜、芹菜、小黄瓜、萝卜、白色菜花、南瓜、蜂蜜。

铁——氧的携带者

功能：铁是血红蛋白的组成成分，参与氧气和二氧化碳的运载和交换，是酶的构成物质，对热量产生也是必需的。

摄入不足症状：贫血、面色苍白、舌痛、疲劳、无精打采、缺乏食欲、恶心及对寒冷敏感。

最佳食物来源：南瓜子、杏仁、腰果、葡萄干、胡桃、猪肉、煮熟晾干的豆、芝麻、山核桃。

锌——最被注重的元素

功能：锌是生长发育的必需物质，有助于伤口愈合。对促进神经系统和大脑健康，以及胎儿发育过程中骨骼牙齿的形成和头发的生长都有较大的作用。

摄入不足症状：味觉和嗅觉不灵敏、至少有两个手指甲出现白斑点、易感染、皮肤伸张纹、痤疮或皮肤分泌油脂多、生育能力低、肤色苍白、抑郁倾向、缺乏食欲。

最佳食物来源：牡蛎、羔羊肉、山核桃、小虾、青豆、豌豆、蛋黄、全麦谷物、燕麦、花生、杏仁。

锰——被遗忘的矿物元素

功能：锰有助于骨骼、软骨、组织和神经系统的健康形成，可稳定血糖、有助于红细胞产生、胰岛素的生长，是健脑的重要营养素。

摄入不足症状：肌肉抽搐、儿童生长期疼痛、眩晕或平衡感差、痉挛、惊厥、膝盖疼痛及关节痛。缺乏可引起精神分裂症、帕金森病和癫痫。

最佳食物来源：西洋菜、菠菜、生菜、葡萄、草莓、燕麦、芹菜。

硒——抗癌矿物元素

功能：硒具有抗氧化性作用，可保护机体免受自由基和致癌物的侵害。增强免疫力、促进心脏的健康，是男性生殖系统以及新陈代谢的必需物质。

摄入不足症状：癌症家族史、未老先衰、白内障、高血压、反复感染。

最佳食物来源：牡蛎、蜂蜜、蘑菇、鲱鱼、金枪鱼、卷心菜、牛肝脏、小黄瓜、鳕鱼、鸡肉。

● 营养知识自测（多项选择题，每题至少有一项是对的）

1. 人体内的矿物质大约有 60 余种，其中有____种是人体必需的。

A.15　B.18　C.21　D.25　E.30

2. 矿物质是构成机体组织的重要原料,哪些矿物质是构成骨骼、牙齿的重要原料?

A.钙 铬 锌　B.钙 镁 钾　C.铜 镁 钾　D.钙 镁 磷　E.钙 镁 碘

3. 如果人体内铁摄入不足，可能会出现的症状是_____。

A.关节疼痛　B.心律不齐　C.面色苍白、贫血　D.缺乏食欲　E.恶心畏寒

4. 科学补钙的方法为_____。

A. 通过膳食补钙

B. 补钙同时要服用维生素 D

C. 补钙同时补铁

D. 成年人每天钙摄入量不得超过 1000 毫克

E. 多晒太阳可以促进钙吸收

5. 人体出现关节疼痛、关节炎、肌肉痉挛或颤抖等症状，可能缺少的元素是_____。

A.钾　B.钙　C.铁　D.镁　E.锰

本书自测题答案 1.C 2.D 3.B,C,D,E 4.A,B,D,E 5.B,C,E

84

重新认识维生素

你知道吗

杨小姐听说维生素 A 对眼睛有好处，就给父母买了些维生素 A 胶囊，让他们日常服用。但其实维生素 A 是脂溶性维生素，会在体内蓄积，如果不是严重缺乏，靠日常饮食就可摄入。能够预防白内障的是水溶性的维生素 C，平时多吃橙子等水果也能得到补充。

维生素是人体的所需的六大营养要素之一，每天我们消耗的维生素虽然量并不多，但缺少了它，会对身体带来很大的影响。那么，我们的身体可能缺少哪种维生素？补充哪种维生素可以消除我们的身体隐患呢？你可以先翻到本节的最后做一做自测题，也可以从下文进入维生素的世界。

🍵 维生素是什么

维生素，也叫维他命，英文单词有"重要的、生命的"含义，虽然维生素不像蛋白质、脂肪、碳水化合物那样，直接参与组织器官构成或提供热量，但却是我们人体生长发育和调节生理功能所必需的营养素。

维生素能促进人体循环代谢，因为它的不可或缺，我们也可以把维生素叫做生命代谢的"联络员"。虽然人体每天需要的维生素量只有几微克到几毫克，但是维生素绝大多数都不能在人体内合成，所以需要我们每天从食物中补充供给。

说到维生素的补充，人们可能不会想到，虽然人类已经进化到了食物链的顶端，但却失去了一些特殊的"技能"，比如在体内合成维生素的本领。以维生素 C 为例，除了人类、猴子、鱼等几种动物，绝大多数动物都可以在自己的身体里合成维生素 C。

科学家研究发现，动物在体内，先将碳水化合物消化后产生葡萄糖，然后葡萄糖通过血液达到肝脏，随后在某种特殊的酶的作用下，就能合成维生素 C。但是人类在进化的过程中，这种分泌特殊酶的功能消失了。所以我们人类只能每天从新鲜的水果蔬菜里补充维生素 C。

认识脂溶性维生素

　　说起维生素，大多数人可能听说过十几种，但是将其分类，只有简单的两大类。那就是根据这种维生素是不是能溶解在水里，将其分成脂溶性维生素和水溶性维生素。

　　那么最常见的脂溶性维生素有哪些呢？它们分别是维生素A、维生素D、维生素E和维生素K。维生素大致是按照发现的时间顺序来命名的，但是其实这些ABCDE，只能称之为"昵称"，因为他们还有标准的学名。

属性	维生素名	化学名
脂溶性维生素	维生素A	视黄醇
	维生素D	钙化醇
	维生素E	生育酚
	维生素K	萘醌类

1. 维生素A

　　维生素A的发现要追溯到1913年，起初美国戴维斯等4位科学家发现，鱼肝油可以治愈干眼病，并从鱼肝油中提纯出一种黄色黏稠液体。1920年英国科学家曼俄特将其正式命名为维生素A。国际上正式将维生素A看作营养上的必需因素，缺乏后会导致夜盲症。维生素A在氧气和光的环境里比较容易分解，在酸性的环境中也不稳定。维生素A的前阶段物质也叫β胡萝卜素，在小肠中会转化为维生素A。

　　维生素A也叫视黄醇，是维持视觉及表皮完整性的重要物质，它还能促进生殖和骨骼生长发育。此外，也有科学家发现，维生素

A 的缺乏会导致免疫力的降低。

由于维生素 A 对皮肤及其他器官的黏膜有保护作用，如果缺乏维生素 A，人会眼睛干燥、发红发痒、在黑暗环境中看不清东西，皮肤也会干燥起皮。而且由于黏膜的受损，人也容易出现腹泻、感冒等症状。更为重要的是，黏膜细胞的受损和癌变也有关联的作用。所以维生素 A 对防止健康细胞蜕变成癌细胞也有帮助。

既然维生素 A 如此重要，我们人体每天到底需要多少维生素 A 呢？一般而言，一个健康的成年人每天需要维生素 A 的量为 0.8～1.0 毫克，即便是哺乳期的孕妇也不要超过 1.5 毫克。动物肝脏、胡萝卜、奶制品中都含有比较丰富的维生素 A。

小贴士

100 克的牛肝含有 14.1 毫克的维生素 A，每 100 克胡萝卜里有 1.8 毫克的维生素 A，100 克奶酪里有 0.6 毫克的维生素 A，100 克的莴苣里也含有 0.6 毫克的维生素 A。此外，脂肪能帮助人体更好地吸收维生素 A。所以烹饪时，适量放入一些油脂，能帮助更好地吸收维生素 A。

但是维生素 A 可以在脂肪里蓄积，所以过量摄入维生素 A 也会造成中毒，建议不要盲目过量地补充维生素 A。

2. 维生素 D

维生素 D 的学名叫钙化醇，在调节钙、磷代谢，以及预防佝偻病中作用明显。可以说维生素 D 的发现，最初就是来源于人们与佝偻病的抗争。早在 1918 年，英国的梅兰比爵士就证实佝偻病是一种营养缺乏症。

和维生素 A 一样，维生素 D 也有它的前阶段物质——维生素 D 原，它广泛地存在于我们的皮肤里，如果受到紫外线的照射，它就能在人体内转化成维生素 D 了。如果晒太阳的时间很少，而且还喜欢全身涂抹防晒霜，甚至打伞的话，可能就需要从食物中多补充一些维生素 D。

因为维生素 D 对骨骼的健康可谓至关重要，它能帮助身体吸收钙和磷，要知道，人体的骨骼最关键的组成部分，就是钙盐和磷盐。

那么我们每天需要多少维生素 D 呢？一般健康成年人的建议每日摄取量是 5 微克。如果是怀孕或哺乳期的女性，可以适当增加 1 倍左右的摄入量。

那么我们应该如何补充维生素 D 呢？首先建议每天手脚露出 30 厘米，在阳光下晒 30 分钟，就能有效防止维生素 D 的缺乏。如果通过食物补充，那动物性的食品是首选，含脂肪高的海鱼、鱼卵、动物肝脏、蛋黄、奶油和奶酪中维生素 D 的含量相对较多，而蔬菜、谷物和水果中维生素 D 的含量很少。

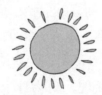

每天手脚露出 30 厘米，在阳光下晒 30 分钟

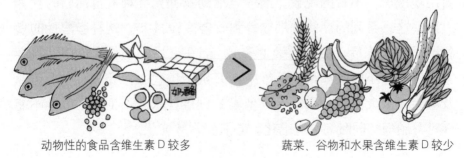

动物性的食品含维生素 D 较多　　　蔬菜、谷物和水果含维生素 D 较少

每 100 克鱼肝油里有高达 300 微克的维生素 D，是健康成年人两个月的需求量。每 100 克三文鱼含有的维生素 D 高达 20 微克，100 克鸡蛋里也有 2 微克的维生素 D。所以，每天喝一杯牛奶、吃一个鸡蛋，每周吃上 2～3 次的海鱼，再保证每天晒上 15 分钟左右的太阳，就可以满足身体对维生素 D 的需求。

如果生活的城市日照不足，或者雾霾很多，建议适当增加一些维生素 D 片剂的摄入量。但是维生素 D 是脂溶性维生素，过度摄入也会导致蓄积性中毒，如口渴、眼睛发炎、皮肤瘙痒、厌食、嗜睡、呕吐等，我国制定维生素 D 可耐受最高摄入量是 20 毫克。

3. 维生素 E

维生素 E 的学名叫生育酚，顾名思义，它和机体的生育息息相关。维生素 E 能促进性激素分泌，使男子精子活力和数量增加；使女子雌性激素浓度增高，提高生育能力，预防流产。

最初科学家在研究时发现，动物身上就如果缺少某种营养素，会出现流产、不育的现象。而一旦给动物补充某种富含油脂的食物之后，这一系列的症状就都能得到改善。1924 年，这种脂溶性的食物因子被提炼后，命名为维生素 E。而在之后的动物实验中，科学家们发现，小白鼠如果缺乏维生素 E 则会出现心、肝和肌肉退化以及不生育；大白鼠如果缺乏维生素 E 则雄性永久不生育，雌性不能怀足月胎仔，同时还有肝退化、心肌异常等症状。

此外，维生素 E 还是一种非常好的抗氧化剂，它和维生素 C 之间有互补的作用。维生素 E 能清除身体里的自由基，有抗衰老的作用。

小贴士

我们每天需要多少的维生素 E 呢？不妨对照以下的表格进行参考。

一般地说，坚果、瘦肉、乳制品、压榨植物油里都含有丰富的维生素 E。每天保证 25 克的植物油摄入量，同时加上一小把坚果，就可以满足身体所需要的维生素 E。

年龄	需求量
0～6 月	4 毫克
7～12 月	5 毫克
1～3 岁	6 毫克
4～8 岁	7 毫克
9～13 岁	11 毫克
14～18 岁	15 毫克
成年人	10～14 毫克

4. 维生素 K

维生素 K 的名字或许对大多数人有些陌生，但和我们的生命紧密相连。维生素 K 的学名叫萘醌类，它可以促进血液的凝固，一旦缺乏维生素 K，会影响凝血功能。同时维生素 K 还参与人体的骨骼代谢，可以协助骨骼吸收钙质。

那么，这种熟悉的"陌生人"维生素K在哪些食物中含量最为丰富呢？

小贴士

　　如果让你选择，菠菜、玉米、番茄、洋葱、燕麦和豆腐中，哪种食材的维生素K含量最丰富？

　　正确的答案应该是菠菜。

　　维生素K含量最高的是绿叶蔬菜，其次是奶及肉类，水果及谷类含量低。一般来讲，一个健康成年人每天需要60～80毫克的维生素K。专家建议，每天吃上100克深绿色蔬菜就可以满足维生素K的需求了。

认识水溶性维生素

　　聊完了脂溶性维生素，接下来就要说说水溶性维生素。水溶性维生素最重要的两大成员就是维生素B族和维生素C。

　　B族维生素和人体多种器官组织的形成和物质代谢有关，比如叶酸和维生素 B_{12} 就可以促进红细胞的生成，和胎儿神经管发育有关。维生素 B_2 和维生素 B_6 作为辅酶，还参与身体里内氨基酸、脂肪和碳水化合物的代谢反应，所以维生素B族也被叫做热量维生素。

　　维生素C大家非常熟悉，它能够防止坏血病，保护细胞膜，还能促进胶原和神经地址的合成，更是抗氧化的生力军。

　　那么这些水溶性的维生素的学名到底都是什么呢？一起来认识一下吧。

属性	维生素名	化学名
水溶性 维生素	维生素 B_1	硫胺素
	维生素 B_2	核黄素
	维生素 B_3	尼克酸
	维生素 B_5	泛酸
	维生素 B_6	吡哆醇
	维生素 B_9	叶酸
	维生素 B_{12}	钴胺素
	维生素 C	抗坏血酸

小贴士

★ **维生素是怎样被发现的**

说起维生素 B_1，就要聊起维生素的发现了，因为维生素 B_1 正是最早被发现的一种维生素。

故事还要从 19 世纪说起，当时脚气病在亚洲和非洲非常普遍。首先要提醒大家的是，脚气病和我们平时说的脚气可不是一种病。脚气是足癣的俗名，也称"香港脚"。一般是足部因为真菌感染而引起的瘙痒、脱皮、起疱。而脚气病并不是一种皮肤病，得了这种病的患者会有十分严重的疲劳感、四肢无力，严重的时候患者会因此送命。当时荷兰的很多部队在印尼驻扎，军队中也渐渐出现了许多脚气病患者。1886 年，荷兰派出了好几位医生和科学家，对这种病进行研究调查，其中就有一位叫艾克曼的科学家。

　　起初，艾克曼和所有人一样，都觉得这些患者死于细菌感染，于是他们把因为脚气病而去世的患者体内观察到的同一种细菌进行培养，然后提炼出来并注射到小白鼠身上。原本他们预测小白鼠应该像患病的人类一样，四肢无力、摇摇摆摆，但奇怪的是什么都没有发生。实验就此裹足不前，三年后，艾克曼无意中突然发现，在这个脚气病常见的村庄里，连公鸡也出现了类似的症状，走路摇摇摆摆。可是几天后，这些患病的公鸡神奇般地康复了。经过反复调查，艾克曼发现，原来是新来的饲养人给公鸡换了口粮。因为舍不得给鸡吃白米饭，新饲养人把饲料换成了糙米。

　　那么，这些公鸡是不是因为吃了糙米才痊愈的呢？艾克曼把试验推广到了人群中，结果让他无比兴奋，因为吃糙米那组的患者结果都痊愈了。

　　在此基础上，20 世纪初，英国化学家霍普金斯进行了深入研究，通过白鼠实验，在水、蛋白质、碳水化合物和矿物质之外，发现了第六种营养素。随后，波兰科学家冯克对米糠的所含有的营养素进行了调查，并把糙米胚芽中所含的那种预防脚气病的物质，命名为维生素。1913 年，化学家麦考伦提议，给日益发现的多种维生素按照种类分别取名字，于是就有了维生素家族日益扩大。

　　当然，很多人会问，为什么维生素 A、维生素 B、维生素 C、维生素 D、维生素 E 顺次排列下来，会有若干空缺。那是因为当时受条件限制，很多维生素被命名后，又被发现其实是另一种物质。比如维生素 F 就是一种不饱和脂肪酸，也叫亚麻油酸。有些维生素被发现后，又经过证实不是人体必需的营养素，而是有生化和治疗某种特殊疾病的功效。

1. 维生素 B_1

维生素 B_1 也叫硫胺素，在人体内碳水化合物吸收转化为葡萄糖的过程中，它起到了很重要的作用。如果缺乏维生素 B_1，热量代谢出现障碍，人自然会觉得手脚无力、四肢酸软的情况，长期演变，就会变成"脚气病"。现在随着我们生活水平提高，维生素 B_1 缺乏引起的脚气病有抬头的趋势。脚气病主要侵犯三个地方，首先它侵犯神经末梢，人体会感觉到到身上有"蚂蚁在爬行"的这种感觉。其次它还会侵犯心脏，医学上有"脚气性心脏病"的说法，它会使人的心脏扩大，全身尤其是下肢水肿。第三会导致四肢无力，肌肉出现萎缩和疼痛的状况。

一般来说，粮食每精制一次，营养素就会损失 30% 以上，精白米中的维生素 B_1 含量通常只有糙米的 10%，所以如果你的饮食很精细，建议将家中的主食换成糙米饭，即三份白米加上一份糙米，这样的搭配，可以使口感和营养达到一个最佳的平衡。

2. 维生素 B_2

维生素 B_2 也叫核黄素，顾名思义，它是一种呈现黄橙色的营养素。如果因为口腔溃疡补充过维生素 B_2 片剂，一定会发现不久之后所排出的尿液带有这种橙黄色。

由此，我们也可以了解到，水溶性维生素在消化后剩余的物质会随小便排出体外，而不像脂溶性维生素一样积蓄在我们的体内。但正因为水溶性维生素在体内的阈值不会很高，所以我们需要每天补充它。

维生素 B_2 对人体的皮肤、头发、指甲尤其重要，同时它也参与到身体内脂肪的热量代谢中。如果缺少维生素 B_2，舌头、嘴唇和口腔内黏膜就容易出现溃烂，此外，皮肤容易变得粗糙，容易出现皮炎症状，头发也容易变脆折断。

3. 维生素 B_3

维生素 B_3 的学名叫尼克酸，也叫烟酸，它能参与体内脂质代谢，组织呼吸的氧化过程和糖类无氧分解的过程。

缺少维生素 B_3，人容易出现一种名为糙皮病的疾病，表现为皮炎、舌炎、口咽、腹泻及烦躁。维生素 B_3 是少数存在于食物中相对稳定的维生素，所以就算烹调时间很长也不会导致它大量流失。

4. 维生素 B_5

维生素 B_5 的学名叫泛酸。泛酸来源于希腊语 "panto"，意思是 "任何地方"。

最早，泛酸是由科学家威来姆从肝脏中分离提取成功，在 1940 年人工合成成功。不过，因为泛酸广泛地存在于很多食物当中，所以几乎没有发现人类有泛酸的缺乏症。

说到维生素 B_5，很多人都会想到护发用品的广告词。的确，维生素 B_5 在维护头发、皮肤及血液健康方面亦扮演重要角色。而且对于身体的抗压力能力，也是大有益处。

5. 维生素 B$_6$

维生素 B$_6$的学名叫吡哆醇，它直接参与蛋白质的分解，所以平时摄入蛋白质比较多的人，如果想提高吸收效果的话，多摄入一些维生素 B$_6$是个聪明的办法，它能提高其他营养素的吸收效率。

一般来说，缺乏维生素 B$_6$的现象很少见，除非是长期服用抗生素的人，而酗酒、抽烟、常喝咖啡和服用避孕药物的人，则需要多补充一些维生素 B$_6$。

6. 维生素 B$_9$

维生素 B$_9$的化学名可是要显赫多了，那就是大家都熟悉的叶酸。这种维生素在绿叶蔬菜中含量很高，所以也因此而得名。

叶酸是人体在利用糖分和氨基酸时的必要物质，是机体细胞生长和繁殖所必需的物质。所以，细胞的分裂和生长都离不开它，如果供应不足，细胞的再生就受到阻碍，引起生长不良、智力退化。孕妇对叶酸的需求一般是正常人的 4 倍，如果缺乏叶酸会引起早产、流产及新生儿低出生体重。怀孕早期缺乏叶酸更是引起胎儿神经管畸形的主要原因。

7. 维生素 B$_{12}$

维生素 B$_{12}$学名叫钴胺素，它和维生素 B$_9$是一对互相帮助的好朋友，尤其在血液的制造过程中，有着不可或缺的作用，它能防止恶性贫血，还能防止大脑神经受到破坏，有预防神经痛的功效。

维生素 B$_{12}$是 B 族维生素中迄今为止发现最晚的一种。经 20 年研究，到 1948 年才从肝脏中分离出一种具有控制恶性贫血效果的红色晶体物质，定名为维生素 B$_{12}$，1973 年完成人工合成。

值得一提的是，维生素 B$_{12}$只存在于动物性的食物中，因此只吃蔬菜的素食主义者尤其要小心，避免患上维生素 B$_{12}$的缺乏症。

小贴士

★ 哪些食物含有维生素 B 族

维生素 B 族就像是一支乐队，只有互相配合，才能发挥出最好的作用。加上它在体内不能储存，所以更加需要每天补充。比起药片，食物是维生素 B 族的最佳来源。饮食过于精细、不吃主食、摄入过多肉类和蛋白质的当代人，尤其需要注意补充维生素 B 族。

一般来说，一个健康的成年人每天需要的维生素 B 族补充量在 25 毫克左右。建议的饮食是每天吃一顿杂粮，比如五谷杂粮粥；同时，在摄入的 500 克蔬菜中，有 250 克是深色蔬菜，同时再适当补充一些奶制品，这样就不会缺乏维生素 B 族。

维生素名	含量比较丰富的食物
维生素 B_1	大豆、全谷类、酵母
维生素 B_2	乳制品、鸡蛋
维生素 B_3	肉类、动物肝脏、酵母
维生素 B_5	动物肝脏、鸡蛋、酵母
维生素 B_6	动物肝脏、谷类、乳制品
维生素 B_9	蔬菜、鸡蛋、谷类、酵母
维生素 B_{12}	动物肝脏、肉类、乳制品

8. 维生素 C

维生素 C 的学名叫抗坏血酸，这个名字正是来源于它是在研究预防坏血病发生的过程中被发现的。

在大航海时代，坏血病夺取了无数远洋船员的生命，他们起初只是感到疲劳无力，慢慢就会演变到牙齿出血，全身瘀青，甚至尿血和便血。1747 年，有个英国海军军医发现，高级士兵里得坏血病的概率比普通士兵少很多，所以他猜测缺少某种饮食是导致坏血病的起因。然后他就开始了试验，他把柠檬、醋、海水、稀释硫酸、苹果酒和自制的药物分给了六组患者，结果柠檬组的患者康复了。所以他建议海军总部给船员配柠檬汁预防坏血病。后来，英国探险家库克船长采用了这个建议，他的长时间航海过程中没有一个人船员得病。

随着维生素研究的日益深入，1928 年，一位匈牙利的科学家哲尔吉对苹果切开后会变成褐色的情况进行了研究，他发现，有一种微量营养素涂在苹果上就可以阻止它"生锈"，这种物质被命名为维生素 C，后来大家发现，这种物质，也有预防坏血病的功效。

原来，维生素 C 能直接参与到胶原蛋白的合成，通常我们理解胶原蛋白都和皮肤美容有关，但其实胶原蛋白也是构成血管、肌肉和骨骼的重要物质。如果缺乏维生素 C，胶原蛋白的数量势必减少，而血液就会从细胞产生的缝隙中渗出，形成坏血病的症状。

维生素 C 还有抗氧化、提高免疫力的功效。把维生素 C 水溶液涂在切开的苹果上，就能延缓苹果"生锈"的过程，这其实是维生素 C 自己充当了被氧化的"英雄"。在人体内，维生素 C 阻挡自由基的进攻，维持白血球的浓度，充当了我们人体健康的"屏障"。

一个健康人每天需要的维生素 C 含量只有 100 毫克左右，而且因为维生素 C 是水溶性的，不需要的多余维生素 C，会被人体直接通过尿液排出体外。所以如果要补充维生素 C，新鲜的水果蔬菜是第一选择，但是如果一定要增加片剂的服用，少量、多次才是性价比最高的聪明选择。数百毫克、甚至上千毫克的维生素 C 片剂，反而会加重人体的负担。

那么，哪些食物富含维生素 C 呢？酸枣、鲜枣、青椒、猕猴桃、橙子、橘子都是不错的选择。此外，抽烟会降低血液当中维生素 C 的含量，所以吸烟者需要比普通人多补充一些维生素 C。

小贴士

★ 如何补充维生素

补充维生素，吃小药片是不是首选呢？其实最好的方法还是食物补充，如果每天能保证 500 克的蔬菜、250 克的水果，主食中有一半是杂粮，那就一定不会缺少维生素。

当然如果有特殊需求，适量吃一些维生素补充剂也是不错的选择。但是维生素片剂种类繁多，摄入的方法也各有讲究。水溶性维生素补充机应该放在饭后吃，可以提高人体的吸收率，而脂溶性的维生素则要尽量随餐同吃。

● 营养知识自测（单项选择题）

1. 抽烟会加速哪种维生素的消耗？

A. 维生素 E   B. 维生素 C

2. 咖啡因最影响哪种维生素的吸收？

A. 维生素 B 族   B. 维生素 E

3. 雾霾天气会影响哪种维生素的吸收？

A. 维生素 D   B. 维生素 K

4. 哪种维生素可以缓解神经痛？

A. 维生素 B_{12} B. 维生素 B_6

5. 哪种维生素可以预防白内障？

A. 维生素 A   B. 维生素 C

6. 哪种维生素应该随餐服用？

A. 维生素 E   B. 维生素 C

7. 皮肤干燥、易长头皮屑、指甲容易断裂的人应补充哪种维生素？

A. 维生素 E   B. 维生素 A

8. 哪种维生素可以促进血液凝固？

A. 维生素 K   B. 维生素 E

本书自测题答案 1.B 2.A 3.A 4.B 5.B 6.A 7.B 8.A

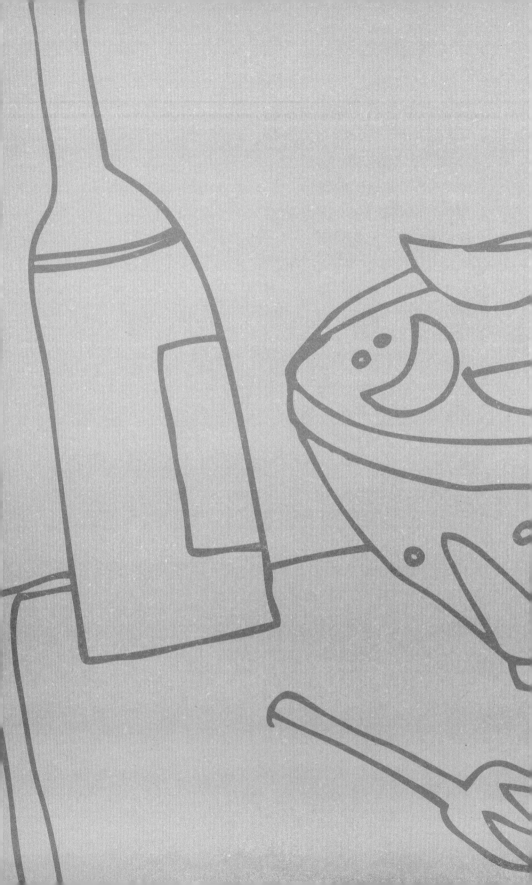

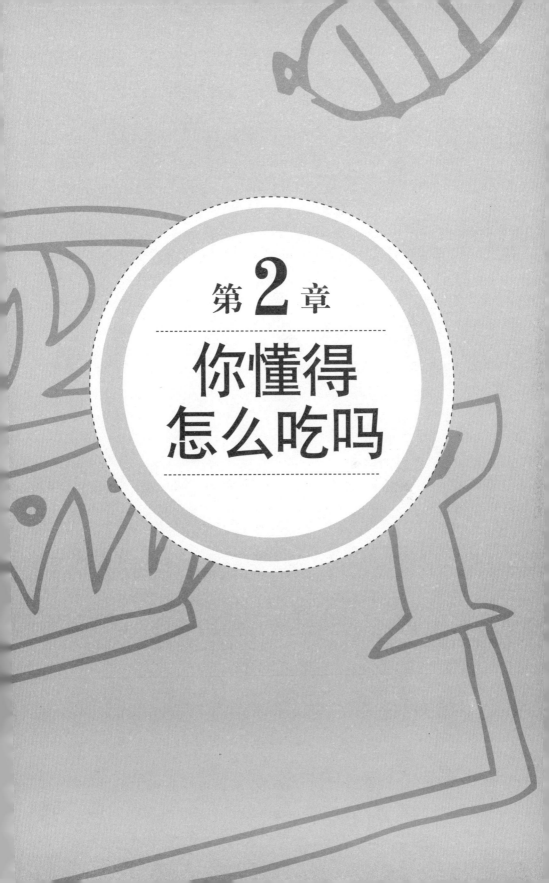

第 **2** 章

你懂得
怎么吃吗

酸性体质是万病之源吗

你知道吗

张小姐听说人体是酸性的，于是打算把弱碱性水作为日
常饮用水，她觉得这样一来就达到了酸碱平衡，身体也
就能够更健康。朋友网购了弱碱性的饮水机，她立即想
跟风买一台。其实人体自有其平衡，这种做法反而会损
害身体。也有人说，那么是不是平时多吃碱性食物就好
呢？请看看营养科专家的详细阐述。

专家介绍

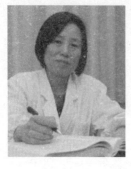

张美芳

副主任医师，上海交通大学医学院附属第九人民医院营养科主任，中国医师协会营养医师专业委员会委员、上海临床营养质量控制中心专家委员、上海市营养学会理事、上海市康复医学会营养康复专业委员会委员。

从事临床营养工作20余年，擅长将临床医学与营养治疗有机结合，对糖尿病、肾脏疾病、肥胖及危重疑难疾病的营养支持及辅助治疗有独到经验。

"酸性体质是万病之源"说法从何而来

这个说法来源于20世纪60年代的一项经典慢性肾脏疾病的研究。经研究发现，肾功能不全时酸性物质排不出去，因而调动骨骼中的钙质，从而提出了骨质疏松的营养酸负荷假说，假说认为那些代谢后呈酸性的食物可对骨骼造成损害，从而导致骨质疏松，并增加骨折的风险。

这一理论很快就被外推至健康个体，认为如果长期食用富含动物蛋白质的食物会引起体质的酸化，甚至导致骨质疏松。这一理论影响了营养研究以及膳食推荐。就这样，一个存在争议的在肾病患者研究中得出的信息就被人为放大了，扩展到健康人群的营养学建议，最后又扩展为碱性食物碱性药物有助于防癌、抗感染、抗过敏、预防肥胖的说法，从而推导出人体的酸性化是百病之源的说法。实际上，这是不科学的。

　　还有一种离谱的说法，认为"酸性体质"是肿瘤的根源。科学家的研究发现，实体肿瘤周围微环境的 pH 的确比正常组织和器官要低。这是因为肿瘤细胞比正常细胞生长快，而在肿瘤组织中血管的供应往往跟不上肿瘤细胞快速扩增的脚步，供应的氧气和养料不足。肿瘤细胞总是处于缺氧和缺养料的微环境中生长，新陈代谢过程也与正常细胞不同，生成了更多的乳酸等酸性代谢产物，使得肿瘤组织周边的组织液 pH 降低。

　　需要指出的是，实体肿瘤对体液酸碱度的影响只局限于肿瘤组织周边的微环境，目前尚无科学证据表明，实体肿瘤会导致整个身体的体液都"变酸"。

身体到底有没有酸碱性

　　"酸性体质是万病之源"之说是不科学的，但人的身体到底有没有酸碱性呢？答案是：有。人体就像化学实验课上的大试管，里面每时每刻都在进行着酸碱反应。人体不同部位的体液有不同的 pH。我们先来认识一下身体的酸碱值。

* 体液的酸碱性 *

胃液	pH　2～3	酸性
尿液	pH　4.5～8	酸性
皮肤	pH　4～7	酸性
血液	pH　7.35～7.45	弱碱性
胰液	pH　8.0～8.4	碱性
唾液	pH　6.6～7.1	中性

那么所谓的"酸性体质"是通过哪项指标判断的呢？胃液？尿液？皮肤？这些都不对，正确答案是——血液！也许你会问，血液不是弱碱性的吗？身体出现问题后难道血液会变酸？这其中隐藏着许多的误区，我们慢慢来了解。

健康人的血液通常呈现弱碱性，pH 维持在 $7.35 \sim 7.45$。这样有利于机体对蛋白质等营养物质的吸收和利用，并使体内的血液循环和免疫系统保持良好状态，保证人的精力充沛。但是在疾病的情况下，血液的酸碱性是可能变化的，医学上将各种因素引起的酸碱负荷过度或调节机制障碍导致细胞外液酸碱度相对稳定性的破坏称为酸碱平衡紊乱。酸碱平衡紊乱主要分为代谢性酸中毒、呼吸性酸中毒、代谢性碱中毒、比如：

1. 女性在怀孕时如果因为妊娠反应频繁呕吐，丢失大量胃酸，就会造成代谢性碱中毒。

2. 人若不吃主食或糖尿病患者无法充分利用碳水化合物，机体利用脂肪供热，可引发脂肪动员，产生酮体，酮体堆积可导致酮症酸中毒。

3. 呼吸道阻塞及肺部疾病等可造成呼吸中枢受抑制，肺内二氧化碳不能正常排出，会造成呼吸性酸中毒；因各种原因引起的过度通气，导致 CO_2（二氧化碳）排出过多，可引起呼吸性碱中毒。

4. 运动员激烈运动后骨骼肌可产生大量乳酸进入血液，此时立刻抽血测运动员血液 pH，由于乳酸的产生速度大于清除速度，可能此时的 pH 略有降低，但休息片刻后血液 pH 就会恢复正常。

食物的酸碱性是真的吗

很多持有"酸性体质是万病之源"观点的人都认为食物也有酸碱性，多吃酸性食物会导致疾病，而多吃碱性食物相对更健康。这个观点是否正确呢？

下面我们先来认识一下什么是酸性食物、什么是碱性食物。

* 常见食物的酸碱性 *

强酸性食品	蛋黄、乳酪、甜点、白糖、金枪鱼、比目鱼
中酸性食品	火腿、培根、鸡肉、猪肉、鳗鱼、牛肉、面包、小麦
弱酸性食品	白米、花生、啤酒、海苔、章鱼、巧克力、空心粉、葱
强碱性食品	葡萄、茶叶、葡萄酒、海带、柑橘类、柿子、黄瓜、胡萝卜
中碱性食品	大豆、蕃茄（西红柿）、香蕉、草莓、蛋白、梅干、柠檬、菠菜等
弱碱性食品	红豆、苹果、甘蓝、豆腐、卷心菜、油菜、梨、马铃薯

从上表可以看出，其实食品的酸碱性与其本身的pH无关（味道酸的食品不一定是酸性食品），从食物分析化学角度讲，决定食物酸碱性的是食物燃烧后的残留物，酸性食物（成酸性食物），是指食物经燃烧后所得残留物的化学成分中主要含有较多的磷、硫、氯等元素，这些元素溶于水后生成酸性溶液，这类食物主要包括畜、禽肉类、鱼虾类、蛋类、谷类、碳酸饮料等；碱性食物（成碱性食物），是指食物经燃烧后所得残留物的化学成分中主要含钾、钠、钙、镁等元素，这些元素溶于水后生成碱性溶液，这类食物包括蔬菜、水果、豆类等；水果虽然含有各种有机酸，吃起来有酸味，但消化后大多氧化成碱性食物。存在于蔬菜中的有机酸主要是苹果酸、柠檬酸、酒石酸和草酸。

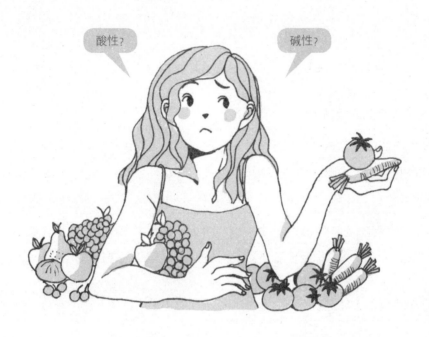

中性食物则是指一些既非酸性也非碱性的食物，如烹调油、黄油、淀粉及食糖等。

我们所摄入的食物中含有各种营养成分，它们的吸收不光与其本身成分种类有关，还与它们和胃酸以及其他共同摄入的营养素间的交互作用相关，这一过程十分复杂，因此几乎不可能定性地预测特定食物吸收对人体酸碱平衡系统的影响。目前很多"食物酸碱性"的说法其实是将"食物燃烧后的残留物"与"食物在体内代谢后的产物"混为一谈了。

* 食物的 pH 与实际的酸碱性 *

<table>
<tr><td rowspan="20">实
验
结
果</td><td>名称</td><td>品尝感觉</td><td>pH 测定</td><td>干灰化法测定</td></tr>
<tr><td>香蕉</td><td>甜涩（酸性）</td><td>5.3（酸性）</td><td>10.2（酸性）</td></tr>
<tr><td>梨</td><td>甘甜（酸性）</td><td>4.9（酸性）</td><td>9.9（碱性）</td></tr>
<tr><td>柠檬</td><td>酸涩（酸性）</td><td>3.1（酸性）</td><td>10.2（碱性）</td></tr>
<tr><td>苹果</td><td>酸甜（酸性）</td><td>3.8（酸性）</td><td>10.2（碱性）</td></tr>
<tr><td>山楂</td><td>酸涩（酸性）</td><td>4.8（酸性）</td><td>9.9（碱性）</td></tr>
<tr><td>橘子</td><td>酸甜（酸性）</td><td>4.2（酸性）</td><td>8.0（碱性）</td></tr>
<tr><td>葡萄</td><td>酸甜（酸性）</td><td>4.8（酸性）</td><td>9.9（碱性）</td></tr>
<tr><td>西红柿</td><td>酸甜（酸性）</td><td>4.8（酸性）</td><td>9.9（碱性）</td></tr>
<tr><td>白菜</td><td>淡甜（碱性）</td><td>5.9（酸性）</td><td>9.3（碱性）</td></tr>
<tr><td>洋葱</td><td>淡甜微辣（酸性）</td><td>5.1（酸性）</td><td>9.9（碱性）</td></tr>
<tr><td>葱</td><td>辣（碱性）</td><td>5.7（酸性）</td><td>8.9（碱性）</td></tr>
<tr><td>蒜</td><td>很辣（碱性）</td><td>6.4（酸性）</td><td>9.4（碱性）</td></tr>
<tr><td>瓜子</td><td>有点香（酸性）</td><td>5.8（酸性）</td><td>7.8（碱性）</td></tr>
<tr><td>花生</td><td>有点香（酸性）</td><td>6.6（酸性）</td><td>5.4（酸性）</td></tr>
<tr><td>大米</td><td>没味（碱性）</td><td>5.7（酸性）</td><td>5.6（酸性）</td></tr>
<tr><td>纯蜂蜜</td><td>甜（酸性）</td><td>6.0（酸性）</td><td>9.5（碱性）</td></tr>
<tr><td>可乐</td><td>甜（酸性）</td><td>2.6（酸性）</td><td>6.6（酸性）</td></tr>
<tr><td>纯牛奶</td><td>香（碱性）</td><td>6.7（酸性）</td><td>9.3（碱性）</td></tr>
<tr><td>酸奶</td><td>酸甜（酸性）</td><td>4.4（酸性）</td><td>9.2（碱性）</td></tr>
<tr><td>食醋</td><td>非常酸（酸性）</td><td>3.4（酸性）</td><td>8.4（碱性）</td></tr>
</table>

注：pH 即氢离子浓度指数，是指溶液中氢离子的总数和总物质的量的比，常温下，pH＞7 为碱性，pH＜7 为酸性，pH＝7 为中性。

营养学界建议，不要太在意吃进去的是酸性还是碱性食物，应该更注意食物本来所含的营养素。

同时建议大家平时要多摄入蔬菜和水果。并不因为它们是所谓的"碱性食物"，而是因为它们富含各种对维护人体健康不可或缺的维生素、矿物质、膳食纤维和植物化学物质。如果大量食用动物性的食品，可能导致热量、饱和脂肪酸、胆固醇等摄入超量，使矿物质、维生素和膳食纤维不足，从而导致肥胖、糖尿病、动脉硬化等危险性增高。实际上，讲究食物多样化、保证荤素合理搭配是平衡膳食的重要原则。

一味追求所谓"碱性"食物，摒弃"酸性"食物，只能从一个极端走向另一个极端，造成新的不平衡。我们须谨记没有不好的食物，只有不好的膳食，多样化的膳食搭配才是通往健康的关键。

正常人血液的 pH 能自己调节吗

在漫长的生物进化过程中，人类建立和完善了一套十分精细的缓冲和调节系统。从血液系统到排泄系统，再到呼吸系统都精密地控制着酸碱平衡，"变酸"可不是容易的事！

食物的酸碱主要来源于三个方面：食物、药物和体内代谢。其中酸性物质主要通过体内代谢产生，而碱性物质主要来自于食物，特别是蔬菜瓜果中所含的有机酸盐。机体代谢过程中，不断产生大量的酸性物质和少量的碱性物质并释放到血液中，在普通膳食条件下，酸性物质产生量远远超过碱性物质。

我们吃进去的糖、脂肪和蛋白质经过体内代谢反应后的最终产物之一为二氧化碳，能与水结合生成碳酸，这是体内产生最多的酸性物质；我们的肺会不断地排出二氧化碳，它是调节酸碱平衡效率最高的器官。又如，吃进去的动物性食物富含蛋白质，其中的含硫氨基酸可在体内氧化生成硫酸、核酸；磷脂分解产生磷酸；糖代谢产生乳酸和丙酮酸；脂肪酸氧化产生酮体等等，这些酸性物质不能挥发，所以不能由肺呼出，而只能通过肾脏由尿液排出，故也称为酸碱的肾性调节。

一般情况下，这些酸的主要来源是蛋白质的分解代谢，因此它的生成量与食物中的蛋白质的摄入量呈正比。至于碱性物质，在正常人体内主要来自蔬菜、瓜果中所含的有机酸盐，其量不多，对 pH 影响也不大。

正常情况下，人们没有必要去注意食物是酸性或是碱性。然而当患有痛风、肾结石病或肾功能受损时，就有必要选择特定的食品来使尿液呈酸性、碱性或中性。由钙和镁的磷酸盐、碳酸盐以及草酸盐组成的肾结石容易在碱性条件下形成，因为这些盐类在碱性条件下不溶解。如痛风或高尿酸患者由于其尿酸主要从肾脏排出，碱化尿液可增加尿酸在尿中的溶解度，使尿酸不易在尿中积聚而形成结晶。这类患者可多吃蔬菜和水果。

一般不建议大家自行尝试改变自身体液和尿液的相对酸度或碱度。过分强调某些食品而不食用其他食品，很可能造成饮食的不平衡，甚至出现某些营养缺乏病，不利于身体健康。

● 营养知识自测（多项选择题，每题至少有一项是对的）

1. 以下哪种体液呈酸性？

A.胃液　　B.尿液　　C.胰液

2. 在健康的状态下，血液的 pH 在以下哪个范围？

A.6.35～6.45　　B.7.35～7.45　　C.8.35～8.45

3. 我们通常说的酸碱体质是指 ＿＿＿ 的酸碱性。

A.汗液　　B.尿液　　C.血液

4. 维持体质酸碱性的方法是 ＿＿＿。

A.多吃酸碱性食物　　B.多吃碱性食物　　C.酸碱食物都吃

5. 以下哪种是碱性食物？

A.大米　　B.鱼肉　　C.柠檬

本书自测题答案 1.A,B 2.B 3.C 4.C 5.C

千金难买老来瘦吗

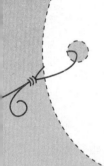

你知道吗？

陈阿姨看起来比刚过 50 岁那会儿还瘦，人都说她老了偏瘦"千金难买"，没想到却在社区组织的体检中查出甘油三酯指标偏高，她很诧异，难道瘦的人也会有高血脂？原来人的体质平衡不是一概表现在胖瘦上，均衡和健康才真正重要。另外有些老年人因为害怕摄入太多营养不敢多吃，导致身体缺乏必需的养分，反而得不偿失。

专家介绍

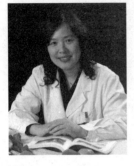

葛声

主任医师，医学博士，硕士研究生导师，上海交通大学附属第六人民医院临床营养科主任。担任中国医师协会营养医师专业委员会常委、中华医学会科普分会委员、上海市营养学会理事、上海市卫生局临床营养质控中心专家组成员。

从事临床营养治疗工作20余年，擅长肥胖、糖尿病、慢性肾脏疾病、消化系统疾病以及各种原因所造成的营养不良的营养治疗，提出了"321蔬菜模式"。

"老来瘦"＝长寿吗

俗话说："千金难买老来瘦"；"吃饭少一口，活到九十九"，国外也有类似的谚语："裤带长，寿命短。"这些民间流传的俗语和谚语是否有科学依据呢？

国外曾经对老鼠做过一个实验。让一组老鼠吃饱，而给另一组老鼠喂至七八成饱，实验证明吃七八成饱的老鼠要比撑饱的老鼠寿命明显延长。这个实验得出的结论：给老鼠节食确实可以延长它们的生命，这也就是著名的"马凯伊效应"现象。

有统计表明：百岁寿星大多是清瘦型的，很少有大腹便便的肥胖者。相反，老来发福，不仅生活上行动不便，而且还会诱发多种疾病。如果体内脂肪含量高，尤其是内脏脂肪过多，导致胰岛素抵抗的发生，进而会引起一系列的代谢问题，使高血压、高血脂、糖尿病等病症高发。由此可见，"千金难买老来瘦"有一定的道理。

小贴士

★ "老来瘦" 并非恒定真理

"千金难买老来瘦。"那么是否越"瘦"越好呢？医学上都有衡量的标准，我们不妨对照下面的胖瘦自测表，给自己的体重、体质指数做一个预测评估。

＊胖瘦自测表＊

标准体重（千克）＝身高（厘米）－105

体质指数（BMI）＝体重（千克）÷身高（米）^{2}

例如：

某人的身高为 162 厘米，体重为 60 千克，那么他的理想体重就是 162 减去 105，等于 57 千克。他的体质指数等于 $60 \div (1.62)^2 = 22.86$。

按照要求，体重上下浮动 10% 都是属于理想体重的范围，超过 10% 为偏胖，超过 20% 为肥胖，反过来，低于 10% 为偏瘦。

分类	世界卫生组织标准	亚洲标准	中国参考标准
偏瘦	<18.5	<18.5	<18.5
正常	18.5 ~ 24.9	18.5 ~ 22.9	18.5 ~ 23.9
超重	25.0 ~ 29.9	23 ~ 24.9	24 ~ 26.9
肥胖	30.0 ~ 34.9	25 ~ 29.9	27 ~ 29.9
重度肥胖	35.0 ~ 39.9	≥ 30	≥ 30

据国际权威杂志《新英格兰医学杂志》上发表的一项关于亚洲人体质指数与死亡率关系的研究报告显示，通过对 110 万亚洲人群长达 9.2 年的队列研究表明，体重过低（BMI ≤ 15），死亡率增加 2.8 倍。体重过低或过高都可增加死亡率，亚洲人体质指数在 22.6 到 27.5 之间死亡风险最低。

有研究显示，65 岁以上的老年人身体过瘦者的死亡率高于身体肥胖者，因为轻度肥胖的人能经得起疾病的消耗，过瘦的人则因生理代谢的入不敷出，免疫力低下，经不起疾病的消耗。看来，"千金难买老来瘦"并非是绝对真理。

"瘦弱"与"肥胖"都是亚健康

通常，人过了 50 岁，皮肤松弛、肌肉萎缩。这是由于骨骼肌纤维质量下降，肌肉力量减少，肌肉耐力代谢能力的下降造成的。所以，从人体的生理角度来说，上了年纪稍微偏瘦点，是正常的现象。

有些人盲目追求"老来瘦"，什么都不敢吃，不敢吃肉、不敢喝牛奶、烧菜时连油也不敢放，时间长了，由于体内缺少蛋白质、碳水化合物和矿物质，导致体质下降，结果不仅与长寿无缘，反而会危害健康。这种"瘦弱"与"肥胖"一样都是亚健康。如果说肥胖的人容易患上高血压、高血脂、糖尿病，瘦弱的人则容易患记忆力减退、贫血、消化功能差、胆结石、骨质疏松、机体抵抗力下降和免疫力差等多种疾病，严重的甚至危及生命。

再者，老年人变"瘦"也是有度的。老年人如果在一个月内体重减轻了 2.5 ~ 5 千克，就要检查是否患有疾病了。引起老人体重锐减的疾病，首先是恶性肿瘤，由于癌细胞恶性繁殖，会消耗体内大量营养物质，因而导致体重下降。其次就是糖尿病，因为糖尿病的典型特征就是"三多一少"，即多饮、多尿、多食、体重减轻。最后，甲亢和营养不良等也会引发消瘦。当然有些消瘦也并非疾病造成，但同样不能忽视，因为体重下降会影响机体的免疫功能，导致抵抗力下降，发生疾病的概率随之增加。

小贴士

★ 肌肉衰减综合征

在很多人的观念中，老年人行走缓慢、步履蹒跚；这都是再正常不过的事情了。其实，这是一种鲜为人知的老年性疾病——肌肉衰减综合征的表现。

肌肉衰减综合征是一种骨骼肌质量渐进性下降的老年性疾病，它主要表现为：骨骼肌逐渐减少，肌力逐年下降，令老年人活动能力降低，行走、登高、坐立、举物等各种日常动作完成有困难，甚至可能逐步发展到下床困难、平衡障碍、极易摔倒骨折；同时还会出现肌肉松弛、皮肤皱褶增多；体重下降、身体虚弱、抵抗力下降等一系列症状。老年人在患肌肉衰减综合征的同时，还伴有随肌肉衰减性肥胖。其次，肌肉衰减综合征还是骨质疏松、骨关节炎等疾病发展的重要因素之一。

肌肉衰减综合征的形成是一个比较漫长的过程。通常，人过了 50 岁，皮肤松弛、肌肉萎缩。这一被忽略的现象，其实就是骨骼肌衰减综合征的早期症状。

有研究表明，人过了 50 岁后，骨骼肌量平均每年减少 1% ~ 2%，60 岁以上约减少 30%；80 岁以上约丢失 50%，当肌肉减少 30%，将影响肌肉的正常功能。

骨骼肌衰减综合征的诊断方式大致有三种

即骨骼肌量的检测、骨骼肌力量测定和骨骼肌功能检测。

骨骼肌量的检测：

可以通过 CT、MRI（核磁共振）；双能 X 线吸收谱（DXA）；生物电阻抗法；相对骨骼肌质量指数（RSMI）检查。男性身体脂肪含量在 10% ~ 22%、女性身体脂肪含量在 20% ~ 32% 是对健康有益的。

骨骼肌力量测试：

采用测量握力，男性 <30 千克，女性 <20 千克。

骨骼肌功能测试：

常规步速、分钟行走、定时起立走、简短体能测试等。

其中，握力测试是判断骨骼肌力量的重要指标，测定也相对简单容易。

> 肌肉衰减综合征的判定标准：
> 男性握力 < 30 千克，女性握力 < 20 千克。

打造强大的免疫功能是长寿的根本

看来，民间流传的"千金难买老来瘦"指的也并不是简单的一个"瘦"字，而是需要"瘦"而有力、"瘦"而精干，是"清瘦"而不是"弱瘦"。怎样做到"清瘦"；"瘦"而有力、"瘦"而不弱呢？打造强大的免疫功能，是抵御各种疾病，维持健康体质的保障。

其实人体老化、肌肉衰减是自然规律，不可避免，但通过提高人体的免疫力，可以延缓其进程。而免疫与营养是分不开的，因为营养不足无法满足机体的正常需要，使体内细胞得不到充足的养料和热量，结果会加速各种组织、器官的老化，从而缩短老年人的寿命。鉴于肌肉的主要成分是蛋白质，所以，饮食中注重蛋白质的补充和吸收非常关键。中老年人的营养原则是："高蛋白、低脂肪"，糖和淀粉的量可以适当减少些，矿物质和维生素要高于一般人的量。

 # 如何才能摄入充足的蛋白质

1. 总量足够
每天人体所需蛋白质补充的总量公式

普通健康成年人每天所需蛋白质 ＝ 0.8～1.0克 × 体重（千克）	老年人每天所需蛋白质 ＝ 1.1～1.3克 × 体重（千克）

老年人每天摄入的蛋白质应该比成年人要多。而且老年人也不能缺少主食，因为如果热量不足，人体就会把摄入的蛋白质当作能源燃烧，如此一来，就成了浪费，是大材小用。此外，为了提高利用率，蛋白质应该均衡分布在一天的早餐、午餐和晚餐三餐补充，而不是只集中在某一顿补充。

* 每100克主食中含有的蛋白质比较 *

名称	热量（千卡）	蛋白质（克）	脂肪（克）	碳水化合物（克）
面粉	352	10.3	1.1	75.2
蛋糕	349	8.6	5.1	67.1
面包	314	8.3	5.1	58.6
粳米	346	7.7	0.6	77.4
馒头	226	7	1.1	47
花卷	217	6.4	1	45.6
米饭	117	2.6	0.3	25.9

2. 结构均衡

每天食用的蛋白质最好有30%～50%来自于优质蛋白。优质蛋白普遍存在于畜禽瘦肉、鱼虾等海产品、乳制品、蛋类以及豆制品中，应搭配食用。此外，不同膳食来源的蛋白质中含有不同的氨基酸成分，比如谷类蛋白质含赖氨酸较少，豆类蛋白质含赖氨酸较多，如果混合食用，氨基酸可以相互补充，营养价值大为提高。下表为100克食物中的蛋白质含量比较。其中，豆腐干、鲈鱼、海虾、猪瘦肉、鸡蛋、奶酪的蛋白质含量都很高。

* 每 100 克食物中含有的蛋白质比较 *

	名称	热量（千卡）	蛋白质（克）	脂肪（克）	碳水化合物（克）
豆制品	豆腐干	143	16.2	3.6	11.5
	老豆腐	122	9.2	8.1	3
	嫩豆腐	91	5.7	5.8	3.9
	豆浆	18	1.8	0.7	1.1
动物肉类	猪瘦肉	143	20.3	6.2	1.5
	鲈鱼	61	10.8	2	0
	海虾	40	8.6	0.3	0.8
乳制品	奶酪	328	25.7	23.5	3.5
	牛奶	54	3	3.2	3.4
	酸奶	72	2.5	2.7	9.3
蛋类	鸡蛋	126	11.7	7.7	2.5

3. 促进合成

　　研究表明，蛋白质中的支链氨基酸，尤其是亮氨酸具有促进蛋白质合成的作用。亮氨酸是肌肉生长和肌肉干细胞增殖的刺激剂，有利于肌膜形成，增加肌肉的合成与力量。支链氨基酸含量丰富的食物有，如鲐鲅鱼、片口鱼、千张、香海螺、牛前腱肉、鸡肉、熟羊肉、干绿豆、干红腰豆、干豇豆、葵花子、西瓜子等等。值得一提的是，乳清蛋白中含有丰富的亮氨酸，其分子量小，易被人体吸收，老年人可以在一日三餐饮食的基础上再少量多次补充，预防营养不良的发生。

★ 增加适度的运动

为防止肌肉衰减，除了饮食上要加强蛋白质的摄入，还应该配合一定的抗阻运动。据研究，人体最容易衰退的是"伸展肌"，其中衰老最明显的是"股四头肌"。股四头肌位于大腿的前部。研究表明，不经常锻炼的人比起常锻炼的人，股四头肌围度会持续性减少。特别是老年人，常常出现步履蹒跚、容易摔倒、掌握不了平衡等身体现象，也是股四头肌退化的集中表现，所以建议大家要多注意下肢肌肉群的锻炼。如下肢蹲起运动，对下肢肌肉群的锻炼非常有效。

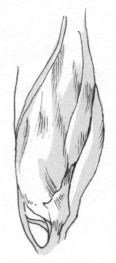

股四头肌

很多人都知道，有氧运动是非常不错的运动。但是，对于要防止肌肉流失的人群而言，仅仅做有氧运动是不够的。我们推荐中老年朋友多做抗阻运动。

抗阻运动分为抵抗自身体重的阻力运动和抵抗外界阻力运动。抵抗自身阻力运动一般有：仰卧起坐、两头起、俯卧撑、引体向上、蹲跳等；抵抗外界阻力运动一般有：推举杠铃、哑铃，器械等负重运动。比较易操作的抗阻运动有仰卧起坐、蹲跳、俯卧撑、举哑铃等。举哑铃，对于老年人而言，需要谨慎应对，因为老年人的力量差别很大，所以举起的重量要因人而异，男女也有差别，可以从小的重量开始。例如1千克、2千克都可以，慢慢循序渐进。

营养知识自测（多项选择题，每题至少有一项是对的）

1. 一般认为体重低于正常标准的 _____ ％ 为偏瘦。

A.10　　B.15　　C.20

2. 老年人每天应摄入蛋白质的量 _____。

A.比成年人多　　B.比成年人少　　C.120 克以上

3. 提倡老年人应多吃些鱼，主要是因为 _____。

A.热量含量高，口感好　　B.饱和脂肪酸较多　　C.不饱和脂肪酸较多

4. 以下哪种行为是合理膳食？

A.多吃高蛋白的食物　　B.摄取各种营养　　C.需要什么就吃什么

5. 预防老年骨质疏松的最有效而经济的方法是 _____。

A.多吃鱼类　　B.在医生的指导下多吃保健品　　C.多吃奶制品和豆制品

本书自测题答案 1.A 2.A,C 3.C 4.B 5.C

营养都在汤里吗

你知道吗

侯老先生喜欢喝汤，尤其是每餐之后来一碗骨头清汤，感觉滋润又营养。他不喜欢汤里的排骨，认为"那已经没有营养了"。事实上，经过炖煮之后，大部分蛋白质仍在食材里，而且饭后喝汤会影响消化和吸收，应该在饭前和饭中适量喝汤。

专家介绍

郑璇

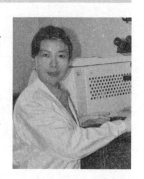

　　副主任医师，营养学博士，中西医结合博士后，第二军医大学附属长海医院营养科主任。

　　长期从事临床营养学的研究、教学和临床营养支持治疗。在慢性肾病、痛风、肥胖、2 型糖尿病患者的个体化营养方案方面有较深入的研究和丰富的临床经验。

鱼汤越白营养成分越高吗

　　中国人吃饭，常会配上一碗汤。特别是对于广东、香港等地的人们来说，煲汤似乎成为了一种文化。随着生活水平的提高，人们对于喝汤也越来越讲究，不仅追求美味，还要健康养生。民间更是流传着对于喝汤的种种"独到见解"，可这些说法究竟是否正确呢？

　　看书看累了，我们先给大家端上两碗鱼汤，一碗汤色清透，一碗汤色呈乳白色，你会选择哪一碗呢？很多人肯定会不假思索地说："乳白色的那碗！"为什么呢？不仅因为浓稠的汤汁让人馋涎欲滴，还因为传统观念中，鱼汤变成乳白色，是因为鱼肉里的营养都被炖煮出来了，鱼汤越白营养越好。但事实上是这样吗？

　　我们用事实来说话，有相关机构对鱼汤进行检验，鱼汤里只溶解了鱼肉中 2% 左右的蛋白质，却集中了鱼肉中 40% 左右的脂肪！乳白、浓稠的汤汁，其实是油脂乳化的结果！这也就是为什么许多有经验的主妇会说，煮鱼汤前，先将鱼在锅里煎一下，鱼汤更容易炖煮成乳白色。这是因为除了鱼肉中本身含有的油脂外，煎鱼时吸收的油脂也参与到乳化的过程中，使得更多油脂发生化学乳化作用，汤才更容易变白。虽然每碗鱼汤都有个体差异，但这个数据至少说明了"鱼汤越白营养成分越高"是一个误区。

其实，乳白色的鱼汤除了油脂比清透的鱼汤更多以外，其他的营养成分几乎一样。如果你的身体需要补充油脂脂肪，那你喝对了！如果你对脂肪避之不及，那乳白色的鱼汤只能帮助你摄入更多的油脂脂肪，适得其反。

🍵 煲汤时间越长营养越好吗

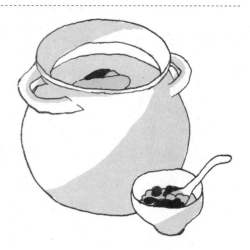

许多商家都打着"老火靓汤""文火炖煮 12 小时"等旗号来标榜自己的靓汤营养丰富，货真价实，吸引客人，不过这些商家的宣传有点夸张了。因为无论是鱼肉汤还是菌菇汤，并不存在煲汤的时间越长营养成分就越高的说法，这完全是个误区。

1. 煲汤时间应不超过 1.5 个小时

通常说的老火靓汤，所谓"靓"，靓在它的口味，而不是它的营养价值。之所以味道好，是更多的呈味氨基酸（增味剂，吃起来口感更好）溶解出来。一般来说，煲汤的材料以禽、肉类、鱼等含蛋白质较高的食品为主。蛋白质的主要成分为氨基酸类，如果加热时间过长，氨基酸遭到摧毁，营养反而降低。至于维生素更是荡然无存了，所以一般煲汤时间控制在 1 ～ 1.5 个小时是比较合适的，此时的能耗和营养价值比例较佳，即可获得比较理想的营养峰值。

有些人喜欢在汤里放人参等滋补药材，由于参类含有人参皂苷，煮得过久就会分解，失去进补价值，所以这种情况下，煲汤的最佳时间是 40 分钟左右。

2. 哪种食材在汤里营养流失最慢

不同的食材所富含的营养成分不同，在高温炖煮下，流失的速度也不同。在一些常用的煲汤食材比如番茄、胡萝卜、人参、豆芽、青菜、菠菜等当中，如果让你选出同一时间内营养流失最慢的食材，你会选什么呢？

番茄里含有番茄红素——目前在自然界的植物中被发现的最强抗氧化剂之一。番茄红素是植物中所含的一种天然色素，主要存在于茄科植物西红柿的成熟果实中。番茄红素是相对稳定的，在空气中，遇光及食品的正常酸碱度范围内都很稳定，它在一定的时间内耐热，烹调和贮藏及罐头加工中损失都较小。

科学证明，人体内的单线态氧（激发态的氧）和氧自由基是侵害人体自身免疫系统的罪魁祸首。番茄红素清除自由基的功效远胜于其他类胡萝卜素和维生素 E，其淬灭单线态氧速率常数是维生素 E 的 100 倍。它可以有效地防治因衰老、免疫力下降引起的各种疾病，因此受到世界各国专家的关注。哈佛大学医学院对 47000 名健康男性作了为期 6 年的研究，结果发现，每周摄取 10 份以上番茄制品的人，发生前列腺癌的概率降低 45%，而服用 4 ～ 7 份的人只减少 21% ～ 34%。

富含番茄红素的食物	
食物名称（100 克）	番茄红素含量（毫克）
西红柿	0.2 ～ 20
西瓜	2.3 ～ 7.2
番石榴（粉红色）	5.23 ～ 5.50
木瓜	0.11 ～ 5.3
葡萄柚（粉红色）	0.35 ～ 3.36
胡萝卜	0.65 ～ 0.78
南瓜	0.38 ～ 0.46
红薯	0.02 ～ 0.11
杏子	0.01 ～ 0.0

一般每 100 克西红柿含 3 ～ 5 毫克番茄红素。在含量最高的品种中，每 100 克含高达 20 毫克番茄红素。在黄色西红柿中，每 100克仅含 0.5 毫克番茄红素。夏季西红柿中的番茄红素含量较高，冬季含量较低。不论在夏季还是冬季，在温室里种植的西红柿的番茄红素含量都比在室外生长的西红柿的含量低。

胡萝卜含有类胡萝卜素，在人体内会转化成维生素 A 和维生素 B_2、维生素 K 等，遇热相对比较稳定，在烹调中营养损失率较低。

3. 哪种食材在汤里营养流失最快

豆芽含有的维生素 C 遇热极易被摧毁。煮 20 分钟后，维生素 C 几乎所剩无几。有些人去饭店里吃饭点了水煮鱼，现在一般店里的水煮鱼会以豆芽作为菜底，不少人会吧吃剩下的豆芽打包带走，

第二天回炉加热再吃，其实这时候豆芽里的维生素 C 早已荡然无存了，不过粗纤维还在。青菜和菠菜等绿叶类蔬菜，最好等到汤煲好以后随放随吃，以减少维生素的损失。

营养成分中，番茄红素、烟酸对热是相对稳定的，在空气中，遇光及食品的正常酸碱度范围内都很稳定，它在一定的时间内耐热，烹调和贮藏及罐头加工中损失都较小。维生素 B_2 和类胡萝卜素在烹调中损失率也很低，膳食纤维则不会损失。

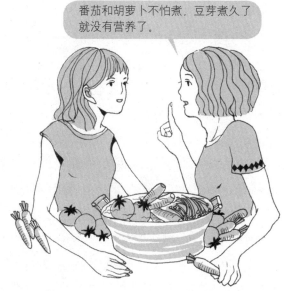

营养成分	富含该营养的食物
烟酸	动物肝肾、米糠、花生、全麦制品等
维生素 B_2（核黄素）	瘦肉、动物肝、蛋黄、糙米等
类胡萝卜素	荠菜、苋菜、胡萝卜、红薯、南瓜等
膳食纤维	大豆、香菇、燕麦、紫甘蓝等
维生素 C	樱桃、猕猴桃、甜椒、芥蓝、豆芽等

营养都在汤里吗

曾经有位老先生中风住院，子女特别孝顺，轮流照顾他。由于老先生只能吃流质的食物，子女便今天鸽子汤、明天甲鱼汤、后天煲鸡汤，换着花样给老先生喝，补充营养。结果躺在床上的老先生越喝越瘦，最后造成营养不良。子女们百思不得其解，不是说营养都在汤里吗？我们吃肉渣都吃胖了，老先生喝补汤怎么反而喝出营养不良了呢？

首先，要明确的是大家认为"营养都在汤里"，这个"营养"指的是什么营养？营养素有三四十种，除了人体必需的营养素外，还有一大类非常重要的营养素叫植物化合物。比如一些人在煲汤时，喜欢加入人参、黄芪、枸杞等药材，通过炖煮，汤里就有这些药材释出的植物化合物，这些植物化合物确实能够通过喝汤被人体摄入，并起到提高免疫力的作用。但发挥作用的是药材，与鱼肉等食材关系不大。

但如果想摄取食材中如鸡、鸭、鱼、肉等的蛋白质成分，那光靠喝汤是不行的。有相关机构做过实验，用鱼、鸡、牛肉等不同含有高蛋白质的原料炖煮 6 小时后，汤看上去已经很浓了，但蛋白质的溶出率只有 6% ~ 15%，还有 85% 以上的蛋白质仍留在"肉渣"中。当然，不同的汤在数据上会有一些偏差，但至少说明"营养都在汤里"的观点是一个误区！这就是为什么刚开完刀的患者靠喝汤来帮助长伤口、补身体，其实效果并不理想。因为长伤口需要的是蛋白质营养，但大部分蛋白质还是在原料鸡鸭鱼肉里。

如果有人骨折了，在家休养，家里人常会熬上一锅骨头汤给患者补钙，但效果如何呢？只能说这是让心理得以安慰。我们人体一天需要吸收 800 毫克的钙，即使骨头汤炖得再浓，炖煮 4 个小时的话，溶解在汤里的钙也只有 2 毫克左右。也就是说，我们要喝 400 碗骨头汤才能满足人体每天所需要的钙。前面也提到过，荤汤里面嘌呤、脂肪的含量都很高，还没等摄入到足够的钙，嘌呤、脂肪早已超标，可谓得不偿失。

还有人说，喝汤起不到作用，骨头里的骨髓才能补钙。许多火锅店或以骨头汤为招牌的商家，还会配以吸管方便客人吸食骨髓，并以此为卖点。那骨髓里究竟含不含钙呢？事实上，大家吸食的骨髓里面绝大部分都是脂肪。

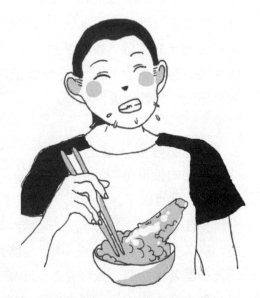

喝汤在饭前还是饭后好

喝汤应该饭前喝还是饭后喝呢？

这个问题往往让许多人吃不准。其实，正确的做法是饭前先喝几口汤，将口腔、食道先润滑一下，以减少干硬食品对消化道黏膜的不良刺激，并促进消化腺分泌，起到开胃的作用。

饭中间适量喝点汤，有利于食物与消化腺的搅拌混合。

而饭后喝汤是一种有损健康的不良方式。因为最后喝下的汤会把原来已被消化液混合得很好的食糜稀释，势必影响食物的消化吸收。

1. 汤泡米饭是好习惯吗

用汤来泡米饭吃的习惯是非常不好的。这是因为人在进餐时，需要咀嚼较长时间，唾液分泌量也会增多，这样有利于润滑和吞咽食物，如果把汤与饭混在一起吃，食物在口腔中还没有被嚼烂就与汤一起进了胃里。这不仅使人"食不知味"，而且舌头上的味觉神经没有得到充分刺激，胃和胰脏产生的消化液又不多，还要被喝下的汤冲淡，胃里的食物就不能得到很好的消化吸收作用，时间长了，便会导致慢性胃病或胃炎等。

2. 每顿喝多少汤才合适

喝汤的量也是应该有所控制的，一般一顿饭100毫升左右（小碗半碗）就可以了。大量喝汤容易导致盐分和脂肪等摄入过多。

要注意的是，并非人人都适合喝汤。尤其是荤汤，嘌呤含量很高，痛风患者尽量少喝或不喝。同时，我们还建议痛风患者在烹调任何肉类食物之前，最好先在水里焯一遍，把水倒掉后再进行烹调。因为嘌呤是水溶性的，焯水后可以减少嘌呤的含量。

汤里含有的盐分，对于高血压和肾功能不全的患者来说也需要引起重视。据流行病学研究，钠的摄取量与高血压患病率成正比，也就是说钠摄取过多时，高血压的患病率相对也提高。建议高血压患者每天食盐不要超过约6克。而肾功能不全的患者，肾脏对钠负荷过多的话，肾功能会逐渐下降，如果再增加盐的摄入量，水钠潴留可导致不同程度的皮下水肿、体腔积液，危及生命。

另外，荤汤里还含有丰富的脂肪酸，浓稠乳白的汤汁，大多是脂肪作出的"贡献"，所以，对于总胆固醇、甘油三酯等血脂成分的超标的患者来说，减少荤汤的摄入是非常必要的。

● 营养知识自测（单项选择题）

1. 什么时候喝汤最好？

A. 饭前　B. 饭中　C. 饭后

2. 每顿饭摄入多少汤就够了？

A. 100 毫升　B. 200 毫升　C. 300 毫升

3. 喝骨头汤可以起到补钙的效果吗？

A. 可以　B. 不可以

4. 汤色清澈的鱼汤和汤色乳白浓稠的鱼汤，哪碗营养更好？

A. 汤色清澈的鱼汤　B. 汤色乳白浓稠的鱼汤　C. 一样好

5. 以下哪个食材遇热，营养成分流失得最快？

A. 豆芽　B. 胡萝卜　C. 大豆

6. 煲汤时间以多久为宜？

A. 7.5～8 小时　B. 4～4.5 小时　C. 1～1.5 小时

本书自测题答案 1.A　2.A　3.B　4.C　5.A　6.C

我们凭什么减肥

夏天一到，年轻女性的减肥风再度兴起。安安在网上买了口碑不错的几款减肥药品，打算"多管齐下"，服药一段时间，她的睡眠明显变差，肠胃也变得虚弱。因为市售减肥药大多含有安非他明或泻剂，长期服用很容易破坏身体原本的平衡，可谓得不偿失。

专家介绍

吴萍

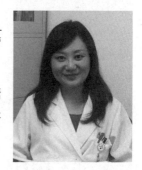

副主任医师，医学硕士，同济大学附属同济医院营养科主任。

近20年来一直专注于营养与各种急慢性疾病（糖尿病、痛风、肾脏疾病、癌症及各种消化疾病等）的研究与防治，以及对这些疾病患者和特殊人群（孕妇、产妇、婴幼儿、青少年、老年人等）的营养宣教与咨询指导。

为什么要减肥

当人体摄入的热量超出我们消耗的热量，机体就把多余的热量以脂肪的形式储存起来，大量的脂肪堆积造成了体重的增加，过多的脂肪会导致血脂升高，而高脂血症是诱发心脑血管疾病及急性胰腺炎等的危险因素之一。研究显示，肥胖者的糖尿病发病率是非肥胖者的10倍；其次，肥胖者还容易患胆囊炎、痛风等疾病。

还有一组数据，大家不妨一看。有研究显示：肥胖者高血压的发病率可高达46.3%；患脂肪肝的概率是50%；40岁以上的糖尿病患者，其中70%～80%有病前肥胖史；肥胖者患冠心病的发病率是正常人的2倍；猝死率则比同龄的正常人高4倍。此外，男性肥胖者脑出血的发生率是理想体重者的3.6倍，肥胖的女性比一般标准体重的女性更容易患子宫内膜癌、乳腺癌等。国外还有研究表明：

在肥胖程度相等的情况下，腹部型肥胖者脑梗死的发生率比臀部型肥胖者高 3 ～ 5 倍。

　　肥胖不仅对人体健康带来很多潜在威胁，还会给家庭、社会带来沉重的经济负担。所以，日本早在 2008 年就推出了带有强制性的"减肥国策"。对 40 ～ 74 岁年龄段的国民，都必须定期义务接受内脏脂肪检查，凡不接受肥胖检查者将处以罚款。

 # 我们应该怎样减肥

　　"现在是一个全民减肥的时代。"这句话乍看起来有点夸张。不过，想想也有一定的道理，不妨看看周围的人，许多人都把减肥挂在嘴边，甚至不乏有些女性把减肥作为自己的终生"事业"。其实，有些人看上去并不肥胖，依然坚持减肥，她们摒弃淀粉、远离美味、以素为主、水果充饥。如此过度节食，或者以高强度运动、吃减肥药等方式来减肥，是否科学呢？我们真的都需要减肥吗？

1. 需要减肥的人群

　　一般地说，在中国，如果实际体重超过标准体重 20%，或者体质指数（BMI）≥ 24，即可诊断为肥胖。这里有几个指标可以帮助估算。

（1）体重

　　体重是最容易测量且最直接反映热量平衡的一个指标，可以根据下面的公式对体重进行简单的评价。

标准体重（千克）＝身高（厘米）－105

一个身高 175 厘米的成人，他的标准体重应该是 175−105=70 千克。凡是超过标准体重 10% 为偏胖，超过 20% 以上为肥胖，低于 10% 为偏瘦，低于 20% 者为消瘦。

（2）反映体质指数（BMI）的计算方式

BMI 指数：身体质量指数，简称体质指数，又称体重指数。

$$BMI= 体重（千克）÷ 身高（米）^2$$

根据中国人的特点，国家卫计委指导的我国肥胖和超重标准。你可以计算一下自己的体重和体质指数，对照 117 页的表，就可以判断是否需要减肥。

🍵 我们该如何科学减肥

1. 减肥不是不吃，而是吃得聪明

肥胖的原因就是因为摄入的热量超出消耗的热量，多余的热量转换成脂肪，使人体多了赘肉，所以控制热量的摄入是控制体重的关键。

（1）营养需要平衡，食物需要多样

碳水化合物、脂肪和蛋白质这三大供热营养素的热量分配必须合理，而且最好每天摄入 25 种不同的食物，这样才能保证维生素和矿物质的供给，达到营养平衡。

（2）控制碳水化合物的摄入

碳水化合物是热量的主要来源，一般占总热量的60%左右，如果在定量基础上过量摄入容易导致肥胖。比如100克大米有346千卡热量，一般主食推荐摄入在一天250克到400克之间，如果在此基础上长期额外过量摄入白米白面，热量摄入超出消耗的热量，就会导致肥胖。

* 常见食品每100克含（克）碳水化合物参考表 *

品名	含量	品名	含量	品名	含量
豆浆	0	冬瓜	1.9	胡萝卜	7.7
鸭	0.2	鸡胸肉	2.5	酸奶	9.3
牛肉	1.2	菠菜	2.8	莲藕	15.2
鸡蛋	1.3	带鱼	3.1	土豆	16.5
鸡	1.3	西红柿	3.5	紫菜	22.5
豆腐	1.5	基围虾	3.9	富强粉	74.6
瘦猪肉	1.5	白萝卜	4	稻米	76.8

（3）保证足量蛋白质的摄入

在控制热量的同时，蛋白质需要占总热量的20%。所以必须注意的是减肥不能减蛋白质，因为蛋白质不仅是人体细胞必需的营养品,而且还是增加饱腹感和加快燃脂的重要物质,是减肥瘦身的佳品。这些优质蛋白质主要存在于鸡、鸭、鱼、肉、蛋、奶等食品中。

（4）增加膳食纤维的摄入

目前中国人的膳食纤维摄入量只达到推荐量的1/3，远远没有达到每天30克的摄入量，因此导致肥胖以及肥胖相关的疾病如糖尿病、高血压、痛风、癌症的发病率日益增高。平时需要注意多摄入蔬菜、粗粮等富含膳食纤维的食物。

（5）减少嘌呤的摄入

嘌呤可增进食欲，并加重肝肾代谢负担，故含高嘌呤的食物应加以限制，如动物内脏以及有些海产品等。

小贴士

虽然啤酒本身嘌呤含量不高，但它含有较多的鸟苷酸，代谢后会产生嘌呤，最终产物是尿酸。所以大量饮用啤酒也会造成高尿酸血症甚至诱发痛风发作。大闸蟹是高胆固醇高蛋白食物，它和啤酒一起食用，被称为"痛风套餐"。有嘌呤代谢异常患者，在吃蟹的季节还是要少食，最好不食。

（6）吃水果要适时适量

水果热量较低，其所含的大量膳食纤维素也是减肥的佳品。但是，由于部分水果很甜，含有较多的简单糖类，如果三餐之余吃过多的水果，也会导致发胖。因此我们建议每天摄入水果200～400克，如果摄入过多则需要减少主食的摄入量。其次还要摆脱高热量饮品、果汁、汽水以及各种碳酸饮料，这也是减少热量摄入的最佳选择。

（7）选用适宜的烹调方法

宜采用蒸、煮、烧、汆、炖等烹调方法，忌用油煎、炸的方法，煎炸食物含脂肪较多，并刺激食欲，不利于控制体重。

（8）少量多餐，多咀嚼

在减肥初期，宜采用少量多餐的方法，以减少饥饿感，并减少发生低血糖反应的危险性。建议每口咀嚼 20 次以上，将食物细嚼慢咽，可帮助身体更好地消化吸收，并且避免进食过多，从而达到减肥的目的。

2. 想减肥就要调整进食顺序
（1）先吃蔬菜

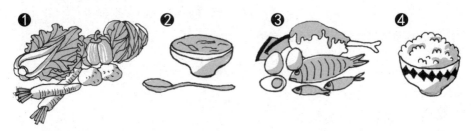

减肥者一定要把握一个原则是热量低的食物要先吃。如蔬菜、水果等食物，不但热量低，而且是高纤维食物。更重要的是，这些五颜六色的蔬菜含有丰富的维生素、矿物质，以及帮助人们预防疾病的"植化素"。

（2）其次喝汤

　　吃完一盘蔬菜以后可以喝一些汤，使胃产生饱腹感。但不要喝太多"浓汤"，应尽量选择清汤为宜。

（3）第三吃肉、鱼、蛋等蛋白质食物

　　胃已经快要半饱的时候，可以吃一些高蛋白食物，补充每日的蛋白质所需。这些食物最好不要用高温油炸、煎的方式烹调，因为这样不仅热量会增加，而且还容易产生致癌物。建议用卤、蒸、炖的方式烹调这些高蛋白食物。

（4）最后吃米饭

　　这样不但可以延缓血糖上升，而且，此时应该不会感觉很饿了，不会一下子吃太多的高淀粉食物。不但能均衡饮食，也能减少热量摄入。当然，如果能把白米饭换成五谷饭或糙米饭，对于体重的控制更有帮助。

3. 迈开腿，不如先管住嘴

　　人一生吃掉的食物是恒定的，大约在60吨左右！如果前半辈子吃多了，你得想想后半辈子有没有口福了！你知道吗，这些美食的热量需要你多迈多少步吗？

1 根油条 ➡10000 步

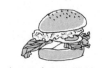
1 个汉堡包 ➡15000 步

1 个鸡翅 ➡ 5000 步

4. 你每天需要多少热量

当然，每个人的热量需求是不一样的。所以，不能一概而论，可以参照下面的表来计算一下自己每天应该摄入的热量。

全日总热量（千卡）= 理想体重（千克）× 热量供给量（千卡／千克·日）

* 热量供给量（千卡／千克·日）参考表 *

分类	肥胖	正常	消瘦
重体力劳动	35	40	45～50
中体力劳动	30	35	40
轻体力劳动	20～25	30	35
卧床休息	15	15～20	20～25

例如：身高160厘米，女性，轻体力劳动

一天需要热量 （160－105）×30=55×30=1650千卡

* 常见食品每100克含（千卡）热量参考表 *

品名	含量	品名	含量	品名	含量	品名	含量
松子仁	698	栗子	185	土豆	76	草莓	30
核桃仁	627	红壳鸡蛋	156	橙子	47	韭菜	26
葵花籽仁	606	瘦猪肉	143	樱桃	46	茄子	21
香肠	508	土鸡肉	124	苹果（红富士）	45	苦瓜	19
黄豆	359	瘦牛肉	106	葡萄	43	西红柿	19
大米	346	黄花鱼	99	柚子	41	黄瓜	15

品名	含量	品名	含量	品名	含量	品名	含量
山羊肉	293	香蕉	91	菠萝	41	莴笋	14
麦胚面包	246	黄鳝	61	洋葱	39	芹菜	12

5. 选对药物才能减肥

　　根据世界卫生组织的定义，肥胖是一种慢性病，所以减肥也可以通过适当的药物调理减肥。据国家卫计委公布的数字，2002 年我国肥胖人群已达 7000 万左右，因此人们对减肥品的需求日益增大。但是面对令人眼花缭乱的减肥产品和铺天盖地的减肥广告，如何选择科技含量高、减肥效果显著，对身体健康无副作用的放心产品一直困扰着人们。

（1）常见的减肥药大致有四大类

①食欲抑制类药物（比如：甲苯丙胺、马吲哚）

②增加热量消耗的药物（比如：麻黄碱、茶碱、咖啡因、甲状腺激素）

③抑制肠道消化吸收的药物（比如：阿卡波糖、奥利司他）

④中草药及其复方制剂（比如：苦丁茶、黄连素）

小贴士

★ 如何挑选减肥保健品？

　　①标识背面有天蓝色的保健食品标志和保健食品批准文号。国产保健食品批准文号格式上行为：国食健字 G + 4 位年代号 + 4 位顺序号；进口保健食品批准文号格式上行为：国食健字 J + 4 位年代号 + 4 位顺序号。下行为"国家食品药品监督管理局批准"。

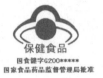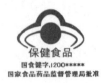

左图：
2004 年以后的国产保健食品
批准文号、保健食品标识
右图：
2004 年以后的进口保健食品
批准文号、保健食品标识

②上食药监局的官网上（http://www.sda.gov.cn）核对一下，关注一些曝光信息。

③使用前务必详细阅读说明书，注意使用禁忌。

④仔细查看产品成分表。

（2）常见减肥药成分的副作用

①安非他明

具有兴奋作用，一般的胖人都爱瞌睡，但服用这类药后，会出现特别兴奋的症状，白天不瞌睡，晚上躺在床上睡不着。初期感觉精神很好，长此以往，却容易出现精神失常的症状。

②西布曲明

会引起口干舌燥、心跳加速，服药后觉得口干，喝水很多还是嘴唇干裂，头痛、睡不着。近年发现该成分还会使人记忆受损，引起脑血管问题，表现为头晕、意识模糊等。因为此药用于减肥治疗的风险大于效益，我国已经明确勒令禁止销售含西布曲明的药物。

③泻剂

泻剂（包括减肥茶）本不属于减肥药，但是它可以减少食物停留在胃肠道中的时间及被吸收的概率，故常常被滥用。以番泻叶为例，很多人认为是纯天然的草药，用于治疗减肥或者便秘，殊不知番泻叶使用不当,轻者腹痛、恶心、呕吐等,重者甚至会出现上消化道出血、月经失调、停用后习惯性便秘、焦虑不安等全身不适症状。

如果一定要服用减肥茶,务必留心包装上的成分表。一般而言,成分中含量越多的排位越前。建议选择天然茶叶含量较多的减肥茶,如标注茶多酚含量者更佳。另外,减肥茶一天一包足矣,切莫贪杯,连续服用尽量不要超过 3 个月。

(3) 左旋肉碱真的能减肥吗

左旋肉碱（L-carnitine）,又称左旋卡尼丁,是一种促使脂肪转化为热量的类氨基酸,红色肉类是左旋肉碱的主要来源。除素食者外,一般情况下,人体会自行合成足够的左旋肉碱,不会出现左旋肉碱缺乏的问题。在细胞内,左旋肉碱的基本功能是作为载体把脂肪酸从线粒体外运入线粒体内膜。因为脂肪酸（以及别的能源物质）只有在线粒体内才能被氧化释放出热量,在线粒体外的脂肪酸是不能被氧化并释放热量的。所以这很容易给人一种错觉,好像左旋肉碱是脂肪氧化的关键所在。实际上,左旋肉碱只是一种运载工具,好比是运送脂肪的车子。至于到底消耗多少脂肪,并不取决于左旋肉碱。又好比盖楼需要的砖都是用车来运输的,但盖楼消耗多少砖并不取决于车子的多少,而是取决于楼的大小和结构。简单地说,如果运动量（热量消耗）不大,脂肪消耗不多,只是增加左旋肉碱并不会增加脂肪的氧化供热,故而对减肥并无帮助。而且,它绝不像广告词中说的那样安全无副作用,过量摄入会加重肝肾等器官的负担,引起身体不适。有些人服用后会有发热、出汗、口渴、头晕、兴奋等反应,如果在晚上临睡前服用,会使人难以入睡,还会引起胃肠道的不舒服反应。

经期女性、肝病和肾病患者、高血压和心脏病患者、孕期及哺乳期妇女、少年儿童及身体极度虚弱者,建议不要服用左旋肉碱。

（4）减肥药是多余的吗

减肥药也并非一无是处。超重 30% 以上的中重度肥胖患者、无法坚持运动饮食治疗的患者、患有糖尿病的肥胖者、体重得到一定控制半年后又反弹的肥胖人群可以服用减肥药。需要注意的是，减肥药是处方药，必须在医生指导下才能使用。

小贴士

★ 天然减肥食物有哪些

刮油食物

洋葱、韭菜、玉米、冬瓜、海带、芹菜、竹笋

通常这些食物含有大量的钙、磷、硒和卵磷脂、维生素 E 等，均具有降低血清胆固醇的作用，所含的纤维能够润肠通便。冬瓜内含有丙醇二酸；能有效控制体内的糖类转化为脂肪。

经典减肥食物

大蒜、香菇、胡萝卜、燕麦、椰菜、茄子、芦笋、黄瓜、红薯、兔肉

茄子——有科学研究指出，茄子在一顿正餐中可以发挥阻止吸收脂肪作用，同时蕴含各种丰富的维生素，是一种减脂食物。但是需要注意烹调方法最好选择清蒸。

兔肉——富含优质的蛋白质和各种矿物质、维生素。其中蛋白质含量高于牛、羊和猪肉，而脂肪含量则大大低于猪肉、羊肉，食用后不易使人发胖。

● 营养知识自测（单项选择题）

----

1. 西瓜、葡萄、苹果、香蕉、樱桃、猕猴桃中，含糖量最高的前三位依次是
   _____。

   A. 葡萄、苹果、香蕉　　　B. 香蕉、猕猴桃、苹果　　　C. 樱桃、香蕉、西瓜

2. 豆浆内含有丰富的 B 族维生素，有助于脂肪的燃烧，可以帮助减肥，但是
   哪些患者不能饮用呢？

   A. 尿毒症患者　　　B. 贫血的患者　　　C. 糖尿病患者

3. 一个人一生到 80 岁大约会吃掉 _____ 食物。

   A. 20 吨　　　B. 40 吨　　　C. 60 吨

4. 在瘦猪肉、葵花籽、大米、土豆、洋葱这些食物中，每 100 克含热量最高
   的前三位依次是 _____。

   A. 瘦猪肉、葵花籽、土豆　　　B. 葵花籽、大米、瘦猪肉　　　C. 大米、瘦猪肉、洋葱

5. 苦瓜、芹菜、茄子、黄瓜、韭菜这些食物中，热量最低的前三位依次是：

   A. 苦瓜、芹菜、黄瓜　　　B. 芹菜、苦瓜、茄子　　　C. 芹菜、黄瓜、苦瓜

本书自测题答案：1.B 2.A 3.C 4.B 5.C

149

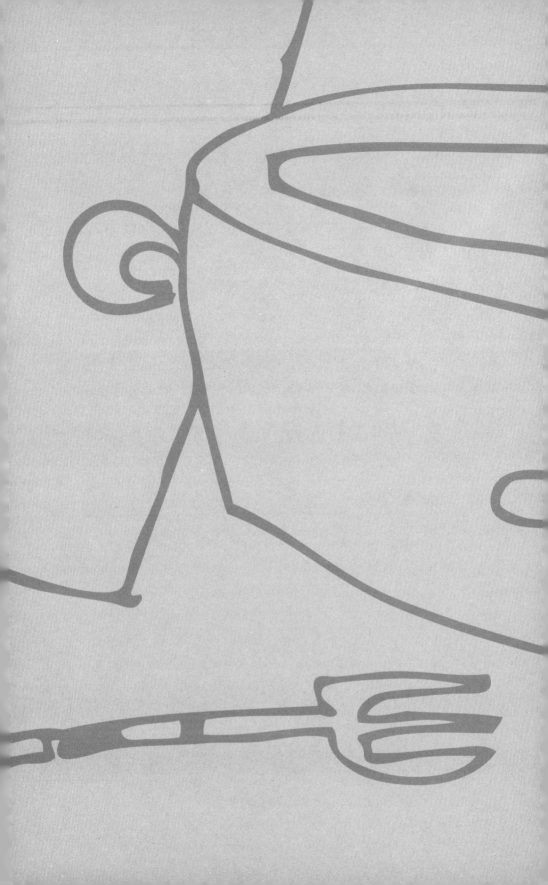

第3章
病了以后怎么吃

谈"糖"别色变

你知道吗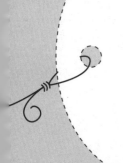

老周自从测出血糖值偏高，有糖尿病风险，便不敢再吃西瓜、草莓等甜度高的水果，他觉得香蕉口感不甜，应该可以每天吃一根。那么香蕉果真是"安全"的吗？水果的甜度并不等于它给人体造成的血糖负荷，香蕉恰恰是一种升高血糖指数的水果。

专家介绍

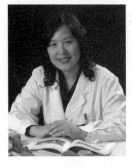

葛声

主任医师，医学博士，硕士研究生导师，上海交通大学附属第六人民医院临床营养科主任。担任中国医师协会营养医师专业委员会常委、中华医学会科普分会委员、上海市营养学会理事、上海市卫生局临床营养质控中心专家组成员。

从事临床营养治疗工作 20 余年，擅长肥胖、糖尿病、慢性肾脏疾病、消化系统疾病以及各种原因所造成的营养不良的营养治疗，提出了"321 蔬菜模式"。

糖≠糖尿病

说起糖，总能激起我们甜蜜的回忆。但现在很多人都谈"糖"色变。尤其是糖尿病患者或者血糖处于临界值的朋友们，似乎都难以忍受"甜蜜的负担"。到底糖和糖尿病之间是否划等号呢？我们首先要先了解一下糖尿病的发病原因。

糖尿病的病因并非简单与糖有关。一般而言，糖尿病分为 1 型糖尿病和 2 型糖尿病。1 型糖尿病的发生与遗传、病毒感染和自身免疫系统缺陷有关。我国糖尿病患者中 90% 是 2 型糖尿病，2 型糖尿病的发病因素错综复杂，主要包括以下几个方面。

1. 遗传

糖尿病患者的直系亲属中糖尿病发病率比普通人群高。2 型糖尿病的遗传倾向比 1 型糖尿病更明显。

2. 不健康的生活习惯

睡眠不足、长期高糖、高脂、高蛋白饮食等所造成的热量过剩以及由此所导致的肥胖，是糖尿病发病的危险因素。正常人的血糖之所以能保持在正常范围，是因为有充足的胰岛素能够正常发挥降血糖的作用；而肥胖的患者，尤其是腹部肥胖的患者往往存在胰岛素抵抗，对胰岛素不敏感，不能及时将血糖降下来，因此出现糖耐量异常，长此以往就会导致胰腺功能下降，发生糖尿病。此外，缺乏运动，体力活动减少也是糖尿病发生率增高的一个重要因素。体力活动减少一方面容易引起肥胖，另一方面也可会影响细胞表面的胰岛素受体的数目并使其敏感性减弱，出现胰岛素抵抗。

3. 应激

应激是当人体受到外界致病因素影响时机体的保护性生理反应。当处于急性心肌梗死、脑血管意外、严重外伤、大手术等应激情况时，胰高血糖素、糖皮质激素等对抗胰岛素的激素增加，会使部分患者发生高血糖。这种情况下，有些患者随疾病的好转可恢复正常，而另一些则转为糖尿病。有人认为多次妊娠和口服一些药物如避孕药等也可能是糖尿病的诱发因素之一。

值得注意的是，在糖尿病患者群中，喜欢吃糖果、甜饮料、甜食、点心的人多数体重超标，是糖尿病的高危人群。从这个角度而言，糖尿病可以说是一种生活方式病。如果你已经患了糖尿病，学会如何吃，就显得尤其重要了。

"糖友"能不能吃糖?

如果有人告诉你,糖尿病患者也能吃糖,你一定以为自己听错了或者怀疑信息的准确性和科学性。确实,由于糖尿病营养知识的缺乏,很多患者存在饮食误区。比如有人采取严格的无糖饮食,红烧肉、糖醋小排、甜食、点心这些人间美味早已变成模糊的回忆,有的患者甚至数十年从未吃过一口水果,只用黄瓜、西红柿充当水果。

那到底糖尿病患者能不能吃"糖"呢? 下面将分几个方面来回答。

1. 每天能吃多少蔗糖

中华医学会颁布的 2007 年版《中国 2 型糖尿病防治指南》中明确指出糖尿病患者可以吃少量食糖,即蔗糖提供的热量不超过总热量的 10%。一般糖尿病患者每日的总热量为 1400 ~ 1800 千卡左右(热量因人而异),因此,糖尿病每日蔗糖提供的摄入量不宜超过 100 ~ 120 千卡,折合每日蔗糖的摄入量不超过 25 ~ 30 克。除去一些食物中所含有的蔗糖、果糖之外,糖尿病患者在烹饪时添加一点白糖用以调味是允许的。但是,不建议采用红烧、糖醋等烹调方法。如果有些糖尿病患者非常喜欢口感甜的食物,可以使用少量代糖品,如木糖醇、阿巴斯甜等等。这些代糖品只能调味,不会引起太大的血糖波动。

此外,需要强调指出的是,糖尿病患者如果吃糖,一定要计算和包括在全天总热量之内,吃了蔗糖就要相应地减少其他碳水化合物含量高的主食。

2. 怎样吃主食

为什么要将蔗糖和主食的总热量算在一起呢? 那是因为主食中

也含有"糖"。在本书基础知识部分,大家已经了解糖家族(碳水化合物)的构成。其中,多糖升血糖的速度最慢。而大米、面条、粗杂粮等主食中含有的淀粉都属于多糖。这些食物口感都不太甜,但都属于糖类。对于糖尿病患者或者想预防糖尿病的人群,吃哪些主食、怎样吃主食都是大有讲究的。

首先来谈吃什么主食。我们首先要知道血糖指数,也就是 GI 指数。为什么这个指数对糖尿病患者那么重要呢?因为食物血糖生成指数(GI)就是指食物能够引起人体餐后血糖升高的能力。一般而言,高 GI 的食物,进入胃肠后消化快、吸收率高,葡萄糖释放快,葡萄糖进入血液后引起的餐后血糖反应曲线峰值高,也就是血糖升得高;低 GI 食物,在胃肠中停留时间长,吸收率低,葡萄糖释放缓慢,葡萄糖进入血液后的引起的餐后血糖反应曲线峰值低、下降速度也慢,这类食物引起的餐后血糖比较平稳,波动较小。因此,根据食物血糖指数,合理安排膳食,对于调节和控制人体血糖大有好处。GI 指数低的食物如杂粮馒头引起的血糖反应曲线比较平缓,血糖上升缓慢下降也缓慢。GI 指数高的食物如白糖引起的血糖反应曲线比较高和陡。因此,与白糖相比,杂粮馒头提供热量维持的时间比较长。

那么 GI 指数的数值应该如何区分呢?下表可以作为参照。

＊ 血糖生成指数（GI）判断 ＊

当血糖指数（GI）在 55 以下时,该食物为低 GI 食物
当血糖指数（GI）在 55 ～ 70 之间时,该食物为中等 GI 食物
当血糖指数（GI）在 70 以上时,该食物为高 GI 食物

日常生活中，哪些主食的血糖指数高，哪些主食的血糖指数低呢？请参照下表。

* 常见主食血糖指数（GI）表（阴影为低 GI 食物）*

米饭类			
品种	血糖指数（GI）	品种	血糖指数（GI）
即食大米 （煮 1 分钟）	46.0	大米饭	88.0
即食大米 （煮 6 分钟）	87.0	小米饭	71.0
糙米	87.0	糯米饭	87.0
黑米	42.3		42.3
粥类			
大米粥	69.4	玉米面粥	50.9
小米粥	61.5	大米糯米粥	65.3
谷类杂粮			
稻麸	19.0	荞麦	54.0
大麦粒	25.0	大麦粉	66.0
整粒小麦荞麦	41.0	整粒黑麦	34.0
燕麦麸	55.0	小麦片	69.0
燕麦片	83.0	全麦维	42.0

中式面点			
品种	血糖生成指数(GI)	品种	血糖生成指数(GI)
线面条	35.0	通心面	45.0
粗硬质小麦扁面条	46.0	荞麦面条	59.3
细硬质小麦扁面条	55.0	荞麦方便面	53.2
硬质小麦扁面条（鸡蛋）	49.0	荞麦面馒头	66.7
酥皮糕点	59.0	白小麦面馒头	88.1
饺子	28.0	油条	74.9
比萨饼	60.0	烙饼	79.6
面包类			
75%～80%大麦粒面包	34.0	混合谷物面包	45.0
80%～100%大麦粉面包	66.0	法国棍子面包	95.0
50%大麦粒面包	46.0	粗面粉面包	64.0
50%～80%碎小麦粒面包	52.0	汉堡包	61.0
含有水果干的小麦面包	47.0	全麦粉面包	69.0
高纤维小麦面包	68.0	白小麦面包	70
45%～50%燕麦麸面包	47.0	黑麦粉面包	65.0

我们可以从上表看出，主食的选择大有讲究。对于糖尿病患者而言，挑选主食有下面几大诀窍。

（1）粗粮别细做

首先，食物的烹调加工过程会对其血糖指数产生影响。如"淀粉糊化程度"，在加工过程中，淀粉颗粒在水和热的作用下，有不同程度的膨胀，有些淀粉颗粒甚至破裂并分解，变得很容易消化，如粥煮的时间越长，血糖指数越高。又如"颗粒大小"也会对 GI 指数产生影响，食物颗粒越小，越容易被消化吸收，其血糖指数也越高，故食物不宜太精细。以面包为例，白面包 GI 指数为 70，但掺入 75%～80%大麦粒的面包 GI 指数为 34。所以，提倡糖尿病患者食用粗粮或带有碎谷粒制成的面包代替精白面包。

（2）增加主食中的蛋白质

典型的意大利通心粉用含蛋白质高的硬粒小麦颗粒粉制成，血糖指数仅 45，比普通面条要低。饺子是北方常用食物，蛋白质、纤维都高，也是低 GI 食品。

（3）高低搭配

一般而言，我们推荐糖尿病患者选择低 GI 的食物，不过也可以把高、中 GI 指数的食物与低 GI 指数的食物混合一起，达到中 GI 指数膳食。

3. 如何吃水果

了解血糖指数（GI）之后，"糖友"们基本上能了解自己到底应该如何选用食物。但是血糖指数只能告诉我们某种食物致使餐后血糖升高的速度和能力，而不能够准确地表明，在摄入一定数量的该食物以后引起的血糖应答的真实情况。为弥补血糖指数的不足。有学者提出了"血糖负荷（GL）"的新概念，它综合考虑了食物的"质"与"量"对血糖的影响，是糖尿病饮食比较好的计算方法。血糖负荷（GL）的计算方式是：

血糖负荷 (GL) = 血糖指数 (GI) × 含糖量（碳水化合物含量）%

对于糖尿病患者应该如何判断 GL 指数呢？一般而言：GL 小于 10 的食物，是低 GL 食物，推荐糖尿病患者食用。

* 血糖负荷（GL）判断标准 *

GL 大于 20，表示食用相应重量的食物对血糖的影响明显
GL 在 10 ~ 20 之间，表示食用相应重量的食物对血糖的影响一般
GL 小于 10，表示食用相应重量的食物对血糖的影响不大

那具体到日常生活中应该如何来把握饮食呢？以水果为例，许多糖尿病患者都非常苦恼，到底要不要吃水果，口感越甜的水果是不是就不应该吃？下表可以作为参照。

* 常规水果每 100 克的血糖负荷 *

	含糖量 %	血糖指数（GI）	血糖负荷（GL）
李子	8.7%	24	2.1
樱桃	10.2%	22	2.2
柚子	9.5%	25	2.4
草莓	7.1%	29	4.3
葡萄	10.3%	43	4.4
梨	13.3%	36	4.8
苹果	13.5%	36	4.9
橘子	11.9%	43	5.1
西瓜	8.1%	78	6.3
菠萝	10.8%	66	7.1
猕猴桃	14.5%	52	7.5
红提	13.5%	56	9.0
香蕉	22%	52	11.4

注：以上数据是 100 克水果的 GL 值，如果所吃的水果为 150 克，则应该再乘以 1.5，计算 150 克水果的血糖负荷。

从上表可以发现，除了香蕉以外，其他的水果都是低 GI 水果，这也就说明糖尿病患者都可以食用。但是一般而言，对于糖尿病患者，比较推荐的水果是李子和柚子。糖尿病患者吃水果的数量，一般每日控制在 150 ～ 200 克；吃水果的时间建议在两顿饭之间，最好在运动前或运动之后；此外，建议吃水果，而不是喝果汁。因为一杯果汁可能是好几只水果榨出来的汁水，往往糖的含量会很高。

4. 如何吃蔬菜

说完主食和水果，不得不提一下蔬菜。对于糖尿病患者而言，蔬菜中富含膳食纤维，对控制血糖非常有帮助。可是如何吃蔬菜非常有讲究。这里推荐蔬菜的"321模式"：即中午或晚上每顿饭按照3两（150克）嫩茎叶花菜类蔬菜，2两（100克）其他类别蔬菜，包括葱蒜类、根菜类、茄果瓜菜类及鲜豆类等任意一种蔬菜,50克（50克）新鲜菌类及水发后的菌藻类的模式选择蔬菜。地瓜、土豆、山药、芋艿等不包括在"321模式"中。按照这个模式，全天可进食6种不同类别共计600克蔬菜。

蔬菜"321"模式

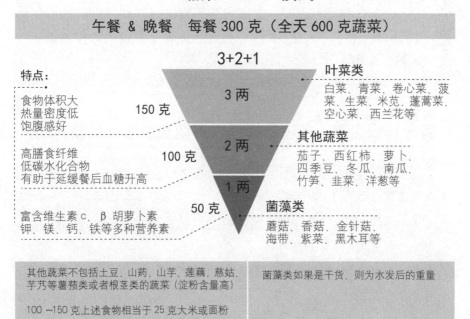

午餐 & 晚餐　每餐300克（全天600克蔬菜）

3+2+1

特点：

食物体积大
热量密度低
饱腹感好

150 克

3 两

叶菜类
白菜、青菜、卷心菜、菠菜、生菜、米苋、蓬蒿菜、空心菜、西兰花等

高膳食纤维
低碳水化合物
有助于延缓餐后血糖升高

100 克

2 两

其他蔬菜
茄子、西红柿、萝卜、四季豆、冬瓜、南瓜、竹笋、韭菜、洋葱等

富含维生素 c、β 胡萝卜素
钾、镁、钙、铁等多种营养素

50 克

1 两

菌藻类
蘑菇、香菇、金针菇、海带、紫菜、黑木耳等

其他蔬菜不包括土豆、山药、山芋、莲藕、慈姑、芋艿等薯蓣类或者根茎类的蔬菜（淀粉含量高）

100 ~150克上述食物相当于25克大米或面粉

菌藻类如果是干货，则为水发后的重量

★ 糖尿病患者一周食谱安排

	星期一	星期二	星期三	星期四	星期五	星期六	星期日
中餐	青椒豆干炒肉丝 炒米苋	莴笋炒鸡丝 香菇油菜	清蒸草鱼 炒苦瓜	芹菜炒豆干 花菜香菇炒肉片	黄瓜炒河虾 炒油麦菜	蘑菇炖豆腐 蒜薹炒肉丝	茶树菇牛柳 西红柿炒圆白菜
晚餐	清蒸鲈鱼 葱油南瓜	砂锅豆腐 蒜蓉西兰花	茭白木耳鸡脯肉 炒韭菜绿豆芽	虾仁豆腐 醋溜西葫芦	青椒炒牛柳 酸辣白菜	银牙炒鳝丝 炒菠菜	椒盐大虾 肉末豇豆

　　再次重申，糖尿病患者的饮食，与正常人的饮食类似，几乎什么食物都可以吃。烹调方法不宜选择红烧、油煎、油炸，可选用炒、蒸、煮、烩、焖、凉拌、热拌等；主食可选择米饭、馒头、面条等。

● 营养知识自测（多项选择题，每题至少有一项是对的）

1. 糖尿病患者用餐的正确顺序是什么？

A.先吃主食后吃菜　　B.先吃菜后吃主食　　C.边吃主食边吃蔬菜

2. 炒菜中加什么对降低血糖指数有帮助？

A.醋　　B.酱油　　C.柠檬汁

3. 糖尿病患者睡前吃什么有助于预防夜间低血糖？

A.牛奶　　B.果汁　　C.白开水

4. 每吃100～150克的土豆、山药、芋艿，需要减少多少主食？

A.50克　　B.35克　　C.25克

本书自测题答案 1.B 2.AC 3.A 4.C.

把血压吃下去

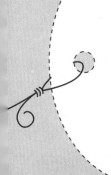

你知道吗

冯老伯血压高，老伴听说高血压要少油少盐，所以做菜多有调整。惟有冯老伯爱吃的卤鸭胗难以"戒除"，照样经常上桌。鸭胗吃完容易口渴，冯老伯习惯喝点浓茶，一来解渴，二来消食。读大学的儿子暑假回来一看，连忙制止。因为浓茶与动物内脏都会使血压进一步升高。

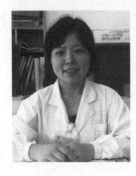

伍佩英

副主任医师，临床营养学博士，上海交通大学附属第一人民医院营养科主任。上海市营养学会理事，上海市康复医学会康复营养学分会委员。

擅长各种疾病的饮食调理和营养治疗，尤其是糖尿病患者(包括妊娠糖尿病)、孕妇、高脂血症患者、肾脏病患者、痛风患者、老年患者的营养指导。

 # 哪些人容易高血压

根据国家有关部门调查数据，目前我国的高血压病患者近2亿（截止到2012年）。每5个成人中就有1人患高血压；每年新发生高血压人数达1000万，在高血压人群中，绝大多数是轻、中度高血压患者（占90%）。高血压患病率随年龄增长而升高，女性在更年期前患病率略低于男性，但在更年期后迅速升高，甚至高于男性，高纬度寒冷地区患病率高于低纬度温暖地区，高海拔地区高于低海拔地区，高血压病与饮食习惯有关，盐和饱和脂肪摄入越高，平均血压水平和患病率也越高。

* 成人血压诊断标准 *

	收缩压（毫米汞柱）	舒张压（毫米汞柱）
正常血压	＜ 120	＜ 80
高血压（轻度）	140 ～ 159	90 ～ 99
高血压（中度）	160 ～ 179	100 ～ 109
高血压（重度）	≥ 180	≥ 110

用药物把高血压吃回正常

在高血压患者中，对该病的知晓率、治疗率和控制率比较低。大多数人并不把高血压当作是毛病，只要不头晕、不头痛、自我感觉不难受，就不按照常规要求服用抗高血压的药物，这是非常危险的事情，因为越是症状不明显的高血压毛病，越容易发生脑血管、心血管的意外破裂或猝死。其实只要患者多加重视，每天服用一粒药，甚至半粒药，就可能让一位高血压患者一生平安。

很多人因为缺少对治疗高血压病重要性的认识，喜欢自己决定是否就医用药，或者同其他患者自行交流"经验"，别人吃某种药有降压效果，就跟着吃。其实每个人的身体抵抗力不一样，高血压病因不一样，个体差异对于药物的敏感性也不一样，在治疗方面是不能以别人做参照的。而是应该去医院做具体检查，在明确病因后，由医生决定处方需要用什么样的药物，是否需要联合（2～3种药物同时服用）用药，一人一方叫个体治疗方案。只要按照医生的要求坚持进行服药和治疗，大多数高血压患者的血压是能够控制在理想指标内。

如果有高血压家族史或者明确是原发性（无其他诱因的）高血压病，一定要坚持终身用药。哪怕是微量用药，也尽量不要停，因为有时连着几天测出血压都是正常的，这是长期用药在体内的蓄积表现。如果用用、停停，就会造成血压忽高忽低，血管压力容易造成血管壁的破裂，这是非常危险的。建议高血压患者一定要长期坚持科学合理用药，是可以把高血压吃回正常指标范围的。

合理饮食把血压吃下去

高血压是一种"生活方式病"，认真改变不良生活方式，限盐、限酒、控制体重，有利于预防和控制高血压。下面将围绕降压食物，告诉大家如何把高血压吃下去。

1. 我国 20% 的人群为"盐敏感者"

高血压患者的饮食上应遵守低盐、低脂、低热量的原则，并注意饮食结构的合理搭配，从预防高血压的角度应注意适当控制食盐的摄入量，改变饮食"口重"的习惯。研究结果表明，在我国人群中约有 20% 的人由于食盐过量而患有高血压，这部分人医学上称为"盐敏感者"。

近几年，上海实施健康干预工程，向全市居民普及低盐、限油等健康饮食知识，免费向市民派发限盐、限油用具，使广大市民形成低盐、限油的健康饮食习惯，减少高血压、糖尿病、心脑血管疾病等严重危害人类健康的慢性病的发生。

要做到控油、盐，一个简便的方法是使用控盐勺和控油壶。控盐勺标注着用盐的刻度，一平勺为高纯度精盐 2 克，精确量化每次的用量，便于减少盐的摄入量，盐吃多了对高血压、心血管、肾脏都不好。

据有关部门调查，目前我国北方居民每天吃盐量为 15 ~ 18 克，南方居民吃盐量为 10 ~ 12 克，这直接导致钠的摄入偏高，容易引发高血压等疾病。而世界卫生组织推荐每人每日吃盐量为 6 克(3 勺)。如果做菜时需要用酱油或其他酱类，应按比例减少其中的食盐用量，为了健康，请每天使用控盐勺。

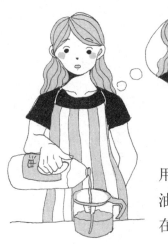

控油壶是按当天或本周用餐人数，将食用油倒至相应刻度，为全家当日或本周的用油总量。比如：当天有 3 口人用餐，三餐都在家，25 克 × 3 人 = 75 克，即 90 毫升内。

* 常见食物含钠量（毫克／每 100 克）*

食物名称	钠	食物名称	钠	食物名称	钠	食物名称	钠	食物名称	钠
西瓜	2.3	菠萝	0.8	黄豆芽	5.3	鸭蛋	125.0	冬瓜	3.6
炒花生仁	445.1	山药	5.1	生菜	147.0	扁豆	0.6	黄瓜	2.0
青椒	6.0	豌豆	1.1	北豆腐	3.2	咸雪菜	4339.0	菠菜	117.8
西葫芦	40.4	绿豆芽	1.5	红心萝卜	91.2	松花蛋	661.0	藕	44.2
桃子	2.9	丝瓜	2.6	富强粉	1.1	稀酱油	4980.0	莴笋	31.2
鸭梨	0.6	芋头	0.9	红萝卜	87.0	味精	21053.0	茄子	11.3
番茄	0.6	猪肝	88.3	鸡蛋	196.4	食盐	39310.0	甘蓝	200.0
牛肉	48.6	对虾	182.9	籼米	0.9	大白菜	48.6	香菜	48.5
猪肉	34.0	花菜	30.3	小青菜	60.0	土豆	0.7	韭菜	2.7

（续表）

食物名称	钠	食物名称	钠	食物名称	钠	食物名称	钠	食物名称	钠
南瓜	0.7	荸荠	15.7	芹菜	516.9	青萝卜缨	91.4	冬菇	24.4
鸡肉	72.4	橘子	2.1	绿苋菜	32.4	粳米	1.6	紫苋菜	52.6
紫葡萄	0.5	核桃	6.4	油菜	89.0	豇豆	33.8	牛奶	36.5
柿子	6.4	杏	2.1	包菜	34.0	黄豆	0.5	白薯	28.5
苹果	0.5	大葱	3.9	胡萝卜	105.1	空心菜	94.3		

中国营养学会推荐成人钠的摄入量为每天 2200 毫克。

* 食物中的隐形盐（克 /100 克）*

食物名称	盐含量	食物名称	盐含量	食物名称	盐含量	食物名称	盐含量
红肠	1.3	咸大饼	1.5	腌雪里蕻	8.5	味精	20.7
火腿	2.8	油条	1.5	腌芥菜头	19	小苏打	64.2
火腿肠	2.0	臭豆腐	5.1	酱黄瓜	9.6	方便面	2.9
香肠	4	红腐乳	7.9	豆瓣	9	榨菜	11
肉松	4.9	酱黄瓜	9.6	甜面酱	5.3	酱油	15

2. 腰围越粗，血压越高

身体脂肪含量与血压水平呈正相关。身体脂肪的分布与高血压发生也有关联。腹部脂肪聚集越多，血压指标就会越高。男性腰围≥ 90 厘米、女性腰围≥ 85 厘米，发生高血压的风险是正常腰围人的 4 倍以上。

想要保持理想体重，就应该控制热量，少量多餐，晚餐吃六、七分饱。平时控制脂肪的摄入量，尤其是减少动物脂肪的摄取，比如肥肉，动物内脏、奶油制品等。此外，所有含油量较高的和油炸过的食物，以及植物中的核桃、芝麻、油炸食品等都属于高脂肪食物。长期吃高脂肪食物，不仅引发高血压、高血脂、冠心病，还会使大肠内的胆酸和中性胆固醇浓度增加，这些物质的长期蓄积还会诱发结肠癌。另外要减少含丰富胆固醇的食物，比如鱼子、虾、蟹、鱿鱼、带鱼等。少吃高脂肪的食物，对预防高血压的发生有着积极的作用。

小贴士

每 100 克动物类食品含胆固醇量超过 200 毫克的有：墨鱼、河虾、鲍鱼、河蟹、鱿鱼、黄油等。

另一种现象是：有些人为了保持理想体重长期吃素，反而造成人体所需的脂肪酸供应不足，使血糖下降很快，令人感觉很饿，于是又会大量地吃，体重也就跟着增加了。因此，减肥的人也应每天吃点含脂肪的食物，这样可使身体得到必需的脂肪酸来维持正常生理功能，从而达到理想体重的目的。

如果盲目长期吃素，还会引起某些维生素和微量元素的缺乏，如维生素 B_{12}、维生素 B_2 的缺乏，因这两种维生素主要来源于肉类食品。吃素不仅会因缺乏维生素 B_{12}、维生素 B_2 而出现月经期病症，还会影响骨髓的造血功能，患上贫血症。因此，膳食一定要均衡，科学合理的饮食是健康的保障。

在世界上，各国对脂肪的摄入量规定不一样，在发展中国家一般是占总热量的 10%～20%，发达国家一般是 35%～45%，脂肪的消耗随收入增加而增加，美国是 43%。美国人由于摄入过多的脂肪，随之而来的肥胖病和心血管疾病增加。美国男性肥胖者占 25%，女性占 42%。

* 经常食用食物的脂肪含量 *

食物名称	脂肪含量 （克／100 克）	食物名称	脂肪含量 （克／100 克）
植物油	99.9～100	鸡蛋（红皮）	11.1
猪肉（肥）	90.4	鸡蛋黄	28.2
猪肉（脖子）	60.5	鸭蛋	18.0
猪肉（肥瘦）	37.0	鸭	19.7
猪肉（后臀尖）	30.8	鸭（北京填鸭）	41.3
猪肉（后蹄髈）	28.0	鸭皮	50.2
猪肉（里脊）	7.9	马鲛鱼	3.1
猪肉（肋条肉）	59.0	鳊鱼	6.3
猪肉（奶脯）	35．3	草鱼	5.2
猪肉（瘦）	6.2	带鱼	4.9
猪蹄尖爪	20.0	大马哈鱼	8.6
猪肝	3.5	大黄鱼	2.5
猪大肠	18.7	海鳗	5.0
牛肉（瘦）	2.3	鲤鱼	4.1
牛肉（肥瘦）	13.4	核桃（干）	58.5

食物名称	脂肪含量 （克/100克）	食物名称	脂肪含量 （克/100克）
牛肉干	40.0	花生（炒）	48.0
羊肉（瘦）	3.9	葵花籽（炒）	52.8
羊肉（肥瘦）	14.1	南瓜子仁	48.1
羊肉（冻，山羊）	24.5	松子（炒）	58.5
鹌鹑	9.4	西瓜子仁	45.9
鸡	2.3	巧克力	40.1
鸡翅	11.8	曲奇饼	31.6
鸡腿	13.0	马铃薯片（油炸）	48.4

* 常见食物胆固醇含量（毫克/每100克）*

含量	食物名称
100以下	瘦肉、蒜肠、兔肉、牛奶、鸭、带鱼、鳜鱼、鲤鱼、鲳鱼、鲢鱼、海蜇皮、海参、猪舌、猪肉松、全脂奶粉、鸡肉
100～200	鸡鸭血、鸽肉、黄鳝、对虾、螺肉、牛肉松、鸡油、奶油
200～300	鱼肉松、墨鱼、鱿鱼、河蟹、蚶肉、蛏肉、黄油、猪心、鸡肫
300以上	猪肝、猪肺、猪肾、鸭肝、蛋类、凤尾鱼、虾皮、蟹黄

★ 高血压患者是否选脱脂奶

　　并不是所有高血压患者都需喝脱脂或者低脂牛奶。举个例子：300 毫升普通牛奶，脂肪含量是 9 克。而一块 100 克的大排骨，脂肪含量是 18 克，排骨里面还有饱和脂肪酸。普通牛奶里面的脂肪包含脂溶性维生素 A 和维生素 E、磷脂等，对健康有利。所以没有必要选择脱脂或者低脂牛奶。除非高血压患者的总胆固醇、甘油三酯很高，可考虑选择脱脂牛奶。对一般高血压患者来说，需要注意的应该是饮食均衡而不是刻意限脂。国外大多数人之所以喝低脂或者脱脂牛奶，是因为他们每天摄入牛奶的量达 800 毫升。

3. 反复煎炸油的危害相当于地沟油

　　反复煎炸油到底会对身体会造成多大的影响？我们知道地沟油的最大危害并非来自于"地沟"二字，而是来自"多次加热"和"氧化"，加上大量有毒的黄曲霉毒素。即使是正规的食用油，经过反复烹炸，其危害也不逊色于地沟油。食用油每加热一次就会分解出大量的有毒有害物质，植物油并不耐热，在 160℃ ~ 300℃ 的高温下就会热氧化，从而会让维生素 E 以及必需脂肪酸等营养成分损失殆尽。而同时有害的反式脂肪酸、饱和脂肪酸会持续增加。比如油条摊、炸鸡店、火锅店用油量相对较大，就算用的是正规油，经过反复烹炸，其危害也不逊色于地沟油，食用过多，会造成人体的血管粥样硬化，引发冠心病等。

　　研究报告表明，菜籽油比花生油的致癌危险性更大，因在高温下的菜籽油比花生油释放的丁二烯（属低毒类，人吸入 1% 浓度可引起头晕、头痛、恶心等）成分要高出 22 倍。为避免这种危害，制作菜肴时食油加热最好不要超过油的沸点，以热油为宜。另外，平时少吃油炸食物，多摄入一些富含抗氧化成分的蔬菜、水果和坚果，如菠菜、洋葱、卷心菜、柑橘、红提、核桃仁等，可以抵消反复用油里面的过氧化物对人体的危害。

* 各种食用油的沸点高低 *

食油名称	沸点	食油名称	沸点
葵花籽油	107 ℃	茶油	252 ℃
菜籽油	107 ℃	冷压橄榄油	160 ℃
亚麻仁油	107 ℃	初榨橄榄油	238 ℃
大豆油	160 ℃	葡萄籽油	216 ℃
玉米油	160 ℃	芝麻油	177 ℃
花生油	160 ℃		

🍚 吃得聪明能降压

控制饮食，合理饮食对高血压有着一定的作用。经常食用一些高钾低钠或无钠盐的食物，可起到协同降压作用。如芹菜、冬菇、紫菜、冬瓜、木耳、花生、洋葱、苦瓜、荸荠、大蒜、海参、蜂蜜、香蕉等都是高钾低钠的食物。此外，含碘较多的海产品如海带、海苔、虾皮等，对高血压动脉硬化有一定改善作用，因为碘是防止动脉硬化的重要元素。

高血压患者要多吃蔬菜，蔬菜含有大量的维生素 C 及果酸，能使体内多余的胆固醇排出体外，从而有效地预防了动脉硬化的发生。蔬菜中含钠盐极少而含钾盐较多。大家都知道钠在高血压的发病中起着一定诱因作用，而钾的作用恰恰与钠相反，能够降低高血压。因此多吃蔬菜一来可以通过钠盐比例下降、钾盐比例上升达到降压的目的，二来蔬菜中含脂肪及糖类极少，多吃也不会使人发胖。同时，蔬菜中含有较多的纤维素能促进肠蠕动，使过多的脂肪排出，对消化道也非常有利。

蔬菜的品种繁多，但并非都对高血压患者有好处，像土豆、山芋、南瓜等含淀粉和糖较高的就不宜多吃。公认较好的有利于降压的蔬菜主要有西红柿、洋葱、芹菜、海带、木耳、荸荠、西兰花、香菜等。

水果与蔬菜一样对高血压有好处，许多水果含有大量的纤维素，维生素E和钾、镁、铁、钙等矿物质，可降低血液中胆固醇的含量，还可增加血管壁的抗病能力，对高血压、脑出血有一定的预防作用。维生素E被誉为抗衰老剂，它有增强血管功能和抗凝血作用，还能降低机体对氧的需求量，对合并有冠心病及脑供血不足的高血压患者大有好处，镁不仅能防止高血压病的发生，还能治疗高血压，铁是造血必要成分之一，钙对神经、肌肉起着重要作用。总之，对高血压有防治作用的水果很多。比如西瓜、柠檬、橘子、山楂、柿子、苹果、猕猴桃、芒果、葡萄、大枣等。

* 降压明星蔬果 *

蔬菜	水果
西红柿、洋葱、芹菜、海带、木耳、荸荠、西兰花、香菜等	西瓜、柠檬、橘子、山楂、柿子、苹果、猕猴桃、芒果、葡萄、大枣等

另外，戒烟戒酒、科学饮水，养成良好的生活习惯和饮食习惯是能够控制好自己血压的。还可以根据自身体质加强锻炼，适当地做做广播体操，打打太极拳，跳跳健身舞，对强健体质，提高免疫力也十分有好处。对于中青年高血压患者，建议经常骑自行车、游泳、慢跑、旅游等也是非常不错的选择。

平时注意保持大小便通畅，养成定时排便的好习惯，这样可以有效预防高血压，同时对患者也有很好的辅助治疗效果。

小贴士

★ 钾对高血压的好处

钾是人体生长必需的营养素。对保持健全的神经系统和调节心脏节律非常重要。它能防止中风，维持正常的肌肉收缩，与钠共同维持体液平衡。临床上有许多患者因各种原因缺钾，高血压的典型特征是动脉壁增厚，当给予足量的钾后，动脉壁便不再增厚，这主要是因为钾对血管有保护作用，可防止动脉壁不受血压的机械性损伤，从而降低了高血压病和中风的发病率。其他国家的许多学者也对钾与血压的关系进行了研究，结果发现尿钾与血压呈负相关。

由此可见，高血压患者适当增加钾的摄入量是有益的。值得注意的是，有些高血压患者由于持续服用利尿剂、降压药，使排尿量增多，钾随之排出，发生低钾倾向的可能性更大，所以服用这类药物治疗的患者更应注意补钾。食物补钾适用于所有高血压患者，包括轻度高血压患者。

含钾丰富的五类食品
(1) 水果：香蕉、苹果、葡萄、西瓜
(2) 蔬菜：菠菜、苋菜、香菜、油菜、甘蓝、茄子、番茄、黄瓜、 　　　芹菜、大葱、青蒜、莴苣、土豆、山药、鲜豌豆、毛豆等
(3) 海藻类：紫菜、海带
(4) 粮食：荞麦、玉米、红薯、大豆等
(5) 茶叶类

★ 镁对高血压的好处

　　镁是人体不可缺少的矿物质元素之一。镁几乎参与人体所有的新陈代谢过程，在细胞内它的含量仅次于钾。镁影响钾、钠、钙离子细胞内外移动的"通道"。镁元素的缺乏，容易引发心血管疾病，对人体健康造成危害。现代医学证实，镁对心脏活动具有重要的调节作用。

* 常见食物镁含量（毫克/100 克）*

食物	含量	食物	含量	食物	含量
坚果类					
松子（生）	567	榛子	420	南瓜子	376
山核桃	306	杏仁	275	花生仁	178
豆类					
黑豆	243	黄豆	199	扁豆	163
豆腐丝	127	绿豆	125	豌豆	118

食物	含量	食物	含量	食物	含量
蔬菜水果类					
洋葱（紫）	132	辣椒	131	海带（干）	129
玉米	95	金针菜	85	桂圆干	81
菠菜	58	芹菜叶	58	洋葱（白）	49
芦柑	45	紫葡萄	45	百合	43
苋菜（紫）	38	柠檬	37	荠菜	37
芹菜茎	18	甘蓝	12		
肉类					
蛤蜊	78	河虾	60	鲈鱼	37
猪肉（瘦）	25	鸡	19	鸭	14
乳类					
奶粉	22	酸奶	12	牛奶	11

高血压患者的一日三餐食谱

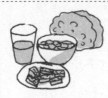

早餐

牛奶 250 毫升，燕麦 25 克，全麦面包 100 克，拌黄瓜 100 克

午餐

米饭（大米 125 克），清蒸带鱼 125 克，木耳青菜（木耳 5 克，青菜 150 克），
蒜泥拌海带丝（大蒜头 10 克，海带丝 100 克）
橄榄油 10 克　低钠盐 2 克

加餐

香蕉 100 克

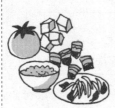

晚餐

紫薯粥（小米 100 克，紫薯 100 克），番茄豆腐（番茄 100 克，豆腐 75 克），
五香牛肉（瘦牛肉 100 克），炒米苋 150 克
豆油 10 克　低钠盐 2 克

食谱营养评价：

热量 7.63 兆焦耳 (1830 千卡)		
蛋白质 80 克 (17%)	脂肪 46 克 (23%)	碳水化合物 288 克 (60%)
钠　2179 毫克		钾　2209 毫克

营养知识自测（多项选择题，每题至少有一项是对的）

1. 高血压患者应该戒烟戒酒吗？

A. 戒烟戒酒　B. 戒烟限酒　C. 没必要

2. 中国人每天的钠盐标准应该是多少呢？
中国营养学会建议健康成年人一天食盐的摄入量是 _____。

A. 12 克　B. 8 克　C. 6 克　D. 5 克

3. 以下哪种食物是钾的最好来源？

A. 马铃薯　B. 牛肉　C. 青菜　D. 苹果

4. 下列食物胆固醇含量由高到低排序正确的是 _____。

A. 脑—蛤贝类—鱼类和奶类—蛋类和鱼子、蟹黄

B. 蛋类和鱼子—蟹黄—脑—蛤贝类—鱼类和奶类

C. 脑—蛋类和鱼子—蟹黄—蛤贝类—鱼类和奶类

D. 脑—蛋类和鱼子—蟹黄—鱼类和奶类—蛤贝类

5. 高血压患者的合理膳食包括 _____。

A. 减少钠盐　B. 注意补充钾、钙和镁

C. 减少膳食脂肪，补充适量优质蛋白质

D. 多吃蔬菜和水果　E. 限制饮酒

本书自测题答案 1.B 2.C 3.A 4.C 5.A,B,C,D,E

181

谈"脂"论道

你知道吗？

秦先生年方五十，体检查出甘油三酯过高。他平时爱外出摄影游玩吃喝，身体一直很好，所以没把检查结果放在心上，照样在吃喝方面不加限制。有一天忽然感觉手脚麻痹、头晕无力，去医院查了才知道是轻微脑梗，需要吃药调整血脂，而且还有进一步复发的危险。

专家介绍

蔡骏

主任医师，硕士生导师，上海中医药大学附属龙
华医院临床营养科主任。上海康复医学会第一届营养
康复专业委员会副主任委员，中华医学会上海分会第
一届肠外肠内营养学专科委员会委员，中国医师协会
营养医师专业委员会第二届委员会委员。

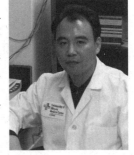

擅长中西医结合治疗甲状腺疾病、消化道肿瘤、
糖尿病、高血脂症、脂肪肝、围手术期的营养治疗以
及亚健康人群的营养调治。

谈"脂"莫色变

谈到脂肪，许多人首先会想到肥胖。的确，诱发冠心病、糖尿
病等这些现代疾病的根源都是脂肪堆积起来的肥胖造成的。脂肪果
真是个坏东西吗？脂肪对于人的肌体是多余的吗？我们人体到底需
不需要脂肪呢？

1. 脂肪对人体的作用

先让我们来认识一下脂肪。脂肪主要分布在人体皮下组织，它
为机体储存热量、提供热量；提供人体所必需的脂肪酸，脂肪酸对
于肌体免疫、炎症反应，血管收缩和舒展等方面起着重要的作用。
其次，脂肪可以调节体温，润滑皮肤、保护内脏器官；脂肪还能够

促进脂溶性维生素的吸收和利用，使食物的味道可口，增进食欲，延长食物在胃内滞留的时间，增加饱腹感。

2. 过多摄入脂肪对人体的危害

过度摄入脂肪首先是体重增加。皮下脂肪堆积的主要部位有臀部、臂部、大腿、腹部等。其中腹部脂肪过多容易诱发很多代谢性疾病，如冠心病、糖尿病、高尿酸血症。如果脂肪堆积在肝脏则形成脂肪肝；堆积在心脏则容易引起高脂血症。

高脂血症如果长期得不到控制，最容易引发三类疾病：一是心脏疾病，包括心脏动脉硬化、冠心病、心绞痛或者心肌梗死；二是脑血管疾病，主要是脑血管硬化导致脑血栓、脑出血；三是肾脏疾病，肾动脉硬化很容易引发尿毒症。此外，脂肪酸中的反式脂肪酸对心血管疾病、糖尿病及儿童生长发育有着很大的影响，过多摄入脂肪还会抑制免疫系统。

3. "脂"要适度和适量

脂肪摄入是否过多？查查血脂便知道了。

血脂是指血浆中所含脂类，统称为血脂。反映血脂指标主要看血清总胆固醇、甘油三酯、高密度脂蛋白胆固醇和低密度脂蛋白胆固醇等四项。

通常，食用高脂肪膳食后，血浆酯类含量大幅度上升，但这是短暂的，通常在 3 ~ 6 小时后逐渐趋于正常。因此，做此项检查一般都在清晨空腹或者餐后 12 小时检测。

★ 血脂参考值范围

总胆固醇成人血清参考范围：2.8 ~ 5.17 毫摩尔／升。

甘油三酯成人血清参考范围：0.56 ~ 1.7 毫摩尔／升。

高密度脂蛋白胆固醇成人血清的参考范围：成年男性为 0.96 ~ 1.15 毫摩尔／升；成年女性为 0.9 ~ 1.55 毫摩尔／升。

低密度脂蛋白胆固醇成人血清参考范围：0 ~ 3.1 毫摩尔／升。

由于血浆胆固醇和甘油三酯水平的升高与动脉粥样硬化的发生有关，因此这两项成为血脂测定的重点项目。

高密度脂蛋白胆固醇其作用是将胆固醇从周围组织细胞运转到肝脏，代谢及排泄过多的胆固醇，以维持血浆正常胆固醇水平，被誉为抗动脉粥样硬化的血浆脂蛋白，是冠心病的保护因子，所以称为"好胆固醇"。

低密度脂蛋白胆固醇在人体血液中累积增加，容易引发冠心病、缺血性心血管疾病。因此，低密度脂蛋白胆固醇也被称为"坏胆固醇"。低密度脂蛋白胆固醇也是血脂检测的重要指标，即使总胆固醇水平不是很高而低密度脂蛋白过多，仍应当引起重视。

 对高血脂认识的几大误区

1. 高血脂就是甘油三酯高吗

许多人觉得，高血脂就是"油水"过多，也就是甘油三酯高，就是血黏度高、血流缓慢。其实不然，血脂是血液中脂肪类物质的统称，其中主要包括胆固醇和甘油三酯。引起严重危害的主要是胆固醇异常，尤其是低密度脂蛋白过高。研究显示，甘油三酯的增加与冠心病缺血性心血管疾病并不存在必然的相关性。而如果血液中过多的低密度脂蛋白，沉积于动脉血管壁，就会形成粥样斑块。这些斑块就像血管中的"不定时炸弹"，斑块一旦破裂，会导致血栓的形成，从而造成血管狭窄或直接导致急性心梗、中风甚至猝死。

所以，胆固醇是罪魁祸首！

2. 化验单上无箭头就正常吗

大多数高血脂患者都是在体检验血时发现的，所以很多人都格外关注体检结果中的胆固醇指标，化验单上没有发现"箭头"就觉得安然无事。

其实，一般人群和已患有冠心病、高血压、糖尿病等疾病，或者已经发生过心梗、中风的患者，相应的血脂正常值是不同的。这些人群的血脂目标值要求更严格，应低于血脂化验单上的参考值，即低密度脂蛋白胆固醇（LDL－C）需低于 100 毫克／分升或者 2.6 毫摩尔／升。

40 岁以上男性、绝经女性、肥胖、有黄色瘤、有血脂异常及心脑血管病家族史的人，其胆固醇指标也不能仅仅参考化验单上的指标，而应该控制得更低一些。且这类人群作为患高脂血症的高危人群，应该每年检测一次血脂。

3. 瘦人不会得高脂血症吗

在人们的印象中，高血脂往往与肥胖划上约等号，似乎高血脂只是胖人的专利。而那些身材苗条的人容易忽视血脂检查，一经发现，往往血脂检测数值较高。其实很多胖人只是皮下脂肪堆积，血脂反倒不一定高。

高脂血症分为原发性和继发性。原发性高脂血症与环境及遗传相关。继发性高脂血症则继发于其他疾病，如糖尿病、高血压、肾病综合征、甲状腺功能低下、慢性阻塞性肝病、胰腺炎等。因此，体形瘦的人并不能对高脂血症免疫。

4. 血脂降得越低越好吗

高血脂对血管潜移默化的危害必须引起重视，但血脂也绝不是降得越低越好。国外有研究发现，血脂过低，肿瘤的发生率会有所增加。因为胆固醇和甘油三酯都是人体必需的营养物质，太多或太少，都不利于健康。低密度脂蛋白胆固醇升高是冠心病等心脑血管病变的主要病因之一。近年来的科学研究结果也一致表明，降低低密度脂蛋白胆固醇能明显减少患冠心病的风险。

5. 没有症状就不必治疗吗

很多高血脂患者并没有特殊的症状，常常是在验血时才被发现的。所以就把血脂异常视作和高血压、糖尿病一样的慢性病，以为短期内不会导致大问题。事实上，高血脂是心脑血管健康的"慢性杀手"。高血脂最可怕的是：之前没有任何先兆，突然心梗、脑梗，连抢救都来不及。常闻某人突发脑梗、心梗去世了，其实，罪魁祸首就是高血脂。所以，特别提醒那些想要等出现了症状再吃药的患者：出现症状就晚了，发现高血脂一定要积极治疗控制。

 高血脂症的防治

发现高血脂症后，除了遵医嘱按时服药积极治疗外，还应该对饮食作适当的调整、改善不良的生活方式。

1. 高血脂症患者的饮食原则

（1）限制脂肪尤其是饱和脂肪酸的摄入，如肥肉、猪油、奶油等，在膳食总热量中，老年人的总热量应该少于 20%，做菜烧汤时应该尽量少放动物油脂。

（2）增加不饱和脂肪酸的摄入，食物中含有饱和脂肪酸的脂肪可以使血液胆固醇增高，而含有不饱和脂肪酸的脂肪能降低血液胆固醇，大多数植物油，如玉米油、芝麻油、豆油等均有降低血清中胆固醇的作用。

（3）减少食物中胆固醇的摄入量，动物内脏胆固醇较高，尽可能少吃。可多吃一些深海的冷水鱼类，对降低胆固醇有非常显著的效果。

（4）可以多吃些豆类、豆制品，这类食品不含胆固醇，是膳食中的优质植物蛋白，它们有降低胆固醇的作用。

（5）适度喝茶。

小贴士

★ 常见食物胆固醇含量（毫克 /100 克）

常见食物胆固醇含量	
鸡蛋	280
猪肝	250
鳗鱼	230
鸡翅膀	120
牛舌	100
牛腿肉	73
猪肉	70
鸡胸肉	67

2. 选择正确食用油

　　以下这个食用油油脂比例分布图中，浅灰色的代表富含饱和脂肪酸较多，饱和脂肪酸饱和脂肪酸会增加身体里的胆固醇以及甘油三酯，容易引发动脉硬化，多存在于猪油、椰子油等；而灰色和深灰色的代表该种食用油所富含的单元不饱和脂肪酸和多元不饱和脂肪酸较多，可以降低坏胆固醇，对预防高血脂有益。大多数存在于植物油当中，比如红花油、玉米油、小麦胚芽油、葵花籽油等。

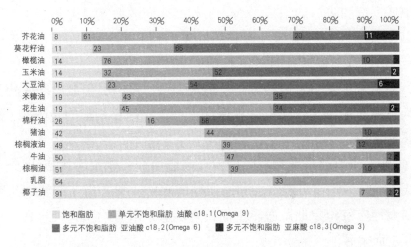

　　很多人会选择单一用油，觉得这样比较好，但是因为不同油所含的营养素不一样，所以建议每周都采用2～3种不同油来烹饪，这样营养摄入较均衡。另外，食用油开封后，尽量在3个月里用完。

3. 改变不良的生活习惯

（1）对体重超过正常标准的人，应在医生指导下逐步减轻体重，以每月减重1～2千克为宜。降体重时的饮食原则是低脂肪、低糖、足够的蛋白质。

（2）加强体力活动和体育锻炼，体力活不仅能增加热量的消耗，而且可以增加身体代谢，提高体内某些酶，尤其是之蛋白酯酶的活性，有利于甘油三酯的运输和分解，从而降低血中的脂质。

（3）有冠心病、糖尿病及原发性高脂血症家族史者，应每年定期做血脂、血糖、肝功能等全面检查。

（4）戒烟、少饮酒。适量饮酒可使血清中高密度脂蛋白明显增高，低密度脂蛋白水平降低，因此适量饮酒可以让冠心病的患病率下降，酗酒或长期饮酒，则会刺激肝脏合成更多的内源性甘油三酯，使血液中低密度脂蛋白的浓度增高，引起高胆固醇血脂，因此中年人还是以不饮酒为好。嗜烟者冠心病的发病率和病死率是不吸烟者的2～6倍，且与每日吸烟支数呈正比。

（5）避免过度紧张。情绪紧张、过度兴奋，可以引起血中胆固醇及甘油三酯含量增高。凡有这种情况，可以应用小剂量的镇静剂（遵医嘱）。

此外，为能够早期和及时地发现高脂血症，建议所有 20 岁以上的成年人，应该定期检查血浆总胆固醇水平，40 岁以上男性，绝经期后女性应每年定期做血脂全面检查。对于所有的胰腺炎患者，均应测定血浆甘油三酯水平。

防治高血脂症的食物

品名	作用与功效
鱼类	鱼类所含的饱和脂肪极低，尤其是来自深海的冷水鱼类，含有大量的 ω−3 脂肪酸，据美国科学家的研究证明，服用 ω−3 脂肪酸（EPA 和 DHA 补充剂）的人，胆固醇和甘油三酯的含量、血液黏稠度均有降低，而且还有降低血压的作用

品名	作用与功效
水果	水溶性纤维有利于降低胆固醇，含水溶性纤维的食物有豆子、枣、苹果、无花果、干梅子等。干梅子内含 60% 属于可溶性的果胶，黄豆及其制品也具有同样的功效，魔芋食品中也含有大量的水溶性纤维
大蒜	美国研究人员发现，每天吃半颗蒜头（整颗更好），可帮助某些人降低 10% 的胆固醇，而且还能降低血压。蒜头里有益健康的活性成分是——蒜氨酸。每日服用 900 毫克的无味蒜头胶囊和吃大蒜的效果是一样的
洋葱	洋葱也可以降低胆固醇和血压，并有降低血液黏度的功效，作用和药物阿司匹林颇类似
茄子	茄子皮内含有丰富的维生素 P，有显著的降低血脂和胆固醇的功能，维生素 P 还可以增加毛细血管的弹性，改善微循环；具有明显的活血、通脉功能。此外，茄子中还含有大量的皂草苷，也能降低血液中的胆固醇
海参	海参含有 50 多种天然的营养成分，如人体所需的 18 种氨基酸，钙、锌、硒等多种微量元素，还有刺参黏多糖、海参皂苷等活性物质，对高血压、高血脂、高血糖有很好的食疗作用
菌类	包括灵芝、香菇、蘑菇等，特别是灵芝含多糖可降低高脂血症、清除胆固醇、低密度脂蛋白，升高血清高密度脂蛋白等作用。提高血清谷胱甘肽过氧化酶，减低血清脂质过氧化物的浓度。菌菇类主要指蘑菇、香菇、草菇等。菌类食品具有降胆固醇的作用，可防止脂质在动脉壁沉积，香菇素还有降压作用

中医疗法降血脂

传统中医认为，高脂血症是因恣食肥甘，膏粱厚味，嗜酒无度，损伤脾胃，脾失健运，水谷不化，生痰生湿，痰湿中阻，精微物质输布失司，酿为本病。因此有许多益气健脾，清肠解毒，行瘀，消积，化滞功效的常见中草药具有降低血脂，消脂减肥的作用，例如：山楂、女贞子、黄连、决明子、何首乌、蒲黄、大黄、银杏叶、柴胡、泽泻、虎杖、姜黄、灵芝、人参等。

中医常用穴位按摩也能帮助我们轻松燃烧多余脂肪，降低血脂。下面介绍三个常用减肥降脂的穴位和按摩方法。

1. 天枢穴

属足阳明胃经，是手阳明大肠经募穴，位于脐旁两寸（肚脐向左右三指宽处），恰为人身之中点。该穴位临床主治：便秘、腹胀、腹泻、脐周围痛、腹水、肠麻痹、消化不良等症。

按摩方法：两脚分开站立，与肩同宽，以食指、中指的指腹按压天枢穴，在刺激穴位的同时，向前挺出腹部并缓慢吸气，然后上身缓慢向前倾呼气，反复做 5 次。两腿并拢坐于椅上，按压天枢穴，左腿尽量向上抬，然后收回，换右腿上抬、收回为 1 次。反复做 5 次。

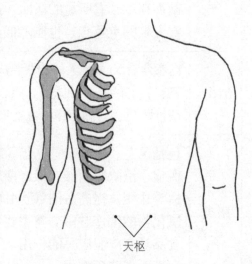

天枢

2. 阴陵泉

足太阴脾经之合穴，在胫骨后缘和腓肠肌之间，比目鱼肌起点上。取该穴道的时候，应采用正坐或仰卧的取穴姿势，阴陵泉穴位于小腿内侧，膝下胫骨内侧凹陷中，与阳陵泉相对（或当胫骨内侧髁后下方凹陷处）。临床主治腹胀，泄泻，水肿，黄疸，具有清利湿热，健脾理气，益肾调经，通经活络，减肥降脂的作用。

按摩方法：拇指指端放于阴陵泉穴处，先顺时针方向按揉5分钟，再点按2分钟，以感酸胀为度，每天三遍。

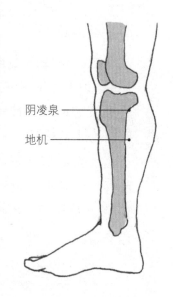

阴凌泉

地机

3. 滑肉门

滑肉门穴属足阳明胃经。在上腹部，当脐中上1寸，距前正中线2寸。具有运化脾土功效，临床用于主治胃痛，呕吐，呃逆，肠鸣，泄泻等症

按摩方法：拇指指端放于滑肉门穴处，顺时针方向按揉5分钟(约100圈)，再点按2分钟，以感酸胀为度，每天三遍。

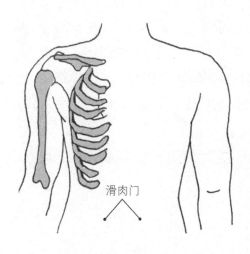

滑肉门

小贴士

★ 运动心率

　　每天适当的运动可以帮助我们消耗多余的脂肪、控制血脂，改善心肺功能、预防骨质疏松、调节心理和精神状态。运动方式可以多种多样：步行、快走、慢跑、滑冰、游泳、骑自行车、跳绳、打太极等等。

　　那么如何计算一项运动对什么人合适呢？这必须因人而异。年轻人可以打羽毛球，老年人同样也可以打羽毛球，但是运动的激烈程度是截然不同的。那么，怎样才算对自己合适呢？下面一个简单的方法供大家参考：

运动后最大心率 < 170 − 年龄

　　比如 40 岁的人，用 170 减去 40 得到 130，在做运动的时候心率不要超过 140 次就可以了。同样一个 70 岁的老人也会运动，也有可能会去打羽毛球，用 170 减去 70 等于 100，也就是说他的心率每分钟不能超过 100 次。这样就比较合适了。同样的运动，同样的频率，但是强度也要因人而异。

● 营养知识自测（单项选择题）

1.以下哪种食物胆固醇含量最低？

A.鸡胸肉　　B.鸡翅膀　　C.牛舌

2.以下哪种油富含多不饱和脂肪酸？

A.花生油　　B.猪油　　C.牛油

3.以下哪种油对胆固醇有影响？

A.花生油　　B.葵花籽油　　C.猪油

4.所含脂肪含量相对最低的食物是 _____。

A.甲鱼　　B.鳗鱼　　C.鸡蛋

5.哪种不是降脂食物？

A.大蒜　　B.花生　　C.海参

本书自测题答案 1.A 2.A 3.C 4.A 5.B

痛定思"痛"治痛风

 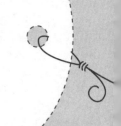
小孙最喜欢海鲜，假日经常和朋友自驾到舟山一带，吃海鲜喝啤酒，大呼痛快。突然有一天，他的膝盖开始隐隐作痛，最初没当回事，时间长了之后越来越严重。到医院一查才发现，因为长期摄入嘌呤过高，他患了高尿酸血症，处于痛风早期。

专家介绍

蔡骏

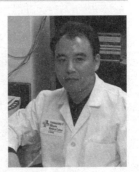

　　主任医师，硕士生导师，上海中医药大学附属龙华医院临床营养科主任。上海康复医学会第一届营养康复专业委员会副主任委员，中华医学会上海分会第一届肠外肠内营养学专科委员会委员，中国医师协会营养医师专业委员会第二届委员会委员。

　　擅长中西医结合治疗甲状腺疾病、消化道肿瘤、糖尿病、高血脂症、脂肪肝、围手术期的营养治疗以及亚健康人群的营养调治。

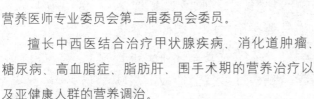

痛风知识知多少

　　有人说痛风一旦发作就会痛得让人发"疯"，也有人说痛风来的时候就像一阵"风"。民间对于痛风的说法五花八门，可见痛风这一疾病目前的关注度非常高。近年来，嘌呤、尿酸等词经常听闻，但是你知道它们和痛风之间的关系吗？

1. 嘌呤是什么

　　嘌呤是存在于人体中的一种物质，主要以嘌呤核苷酸的形式存在，在作为热量供应、代谢调节及组成辅酶等方面起着十分重要的作用。

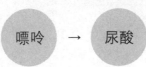

嘌呤存在于很多食物中，一旦吃了含嘌呤的食物，它就会在人体肝脏中经过代谢，最终转变成尿酸，正常情况下人体会把这些尿酸从血液运输到肾脏等身体其他部位，其中约 2/3 经肾脏清除，1/3 由肠道排出体外。

2. 痛风的形成

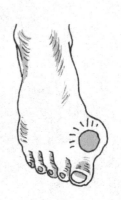

通过对嘌呤和尿酸的介绍，大家应该看出来了，嘌呤是吃进来的，尿酸是要排出去的，因此当这两者之间的平衡没有把握好，尿酸就会在身体里越积越多，如果体内尿酸含量积蓄过多就会造成高尿酸血症，尿酸就会变成尿酸盐结晶在四肢关节、肾脏、心脏等部位沉积，久而久之痛风就找上门来了！

3. 血检中测出尿酸高一定会得痛风吗

很多人一旦看到血检报告上写尿酸偏高就会担心得痛风，其实这是不一定的。高尿酸血症和痛风的概念并不相同。如果只是血尿酸水平增高，我们把它称为"高尿酸血症"，高尿酸血症是痛风的生化标志，但并非痛风的同义词，绝大多数高尿酸血症患者合理控制话可以终身不发展为痛风，仅 5% ~ 12% 的高尿酸血症会发展为痛风。

4. 痛风的确诊方法

尿酸高不一定会得痛风，痛风的确诊还有几个必要的条件。

（1）血尿酸测定

男性血尿酸值超过 7 毫克 / 分升，女性超过 6 毫克 / 分升为高尿酸血症。

（2）尿酸测定

低嘌呤饮食 5 天后，24 小时尿尿酸排泄量 >600 毫克为尿酸生成过多型（约占 10%）；<300 毫克提示尿酸排泄减少型（约占 90%）。在正常饮食情况下，24 小时尿尿酸排泄量以 800 毫克进行区分，超过上述水平为尿酸生成增多。这项检查对有痛风家族史、年龄较轻、血尿酸水平明显升高、伴肾结石的患者更为必要。通过检测，可初步判定高尿酸血症的生化分型，有助于选择降尿酸药及判断尿路结石性质。

（3）尿酸盐检查

偏振光显微镜下表现为负性双折光的针状或杆状的单钠尿酸盐晶体。急性发作期，可见于关节滑液中白细胞内、外；也可见于在痛风石的抽吸物中；在发作间歇期，也可见于曾受累关节的滑液中。

（4）影像学检查

急性发作期仅见受累关节周围非对称性软组织肿胀；反复发作的间歇期可出现一些不典型的放射学改变；慢性痛风石病变期可见单钠尿酸盐晶体沉积造成关节软骨下骨质破坏，出现偏心性圆形或卵圆形囊性变，甚至呈虫噬样、穿凿样缺损，边界较清，相邻的骨皮质可膨起或骨刺样翘起。重者可使关节面破坏，造成关节半脱位或脱位，甚至病理性骨折；也可破坏软骨，出现关节间隙狭窄及继发退行性改变和局部骨质疏松等。

（5）超声检查

受累关节的超声检查可发现关节积液、滑膜增生、关节软骨及骨质破坏、关节内或周围软组织的痛风石及钙质沉积等。超声下出现肾髓质特别是锥体乳头部散在强回声光点，则提示尿酸盐肾病，也可发现 X 线下不显影的尿酸性尿路结石。

5. 痛风的高发人群

（1）患有高血压、动脉硬化、冠心病、脑血管病患者。

（2）年龄在 60 岁以上的老年人，无论男、女以及是否肥胖。

（3）肾结石，尤其是多发性肾结石及双侧肾结石患者，需要进行血尿酸的常规检测，是否有痛风症状的表现。

（4）长期嗜肉类，并有饮酒习惯的中年以上的人，饭局应酬比较多的人群。

（5）糖尿病患者。

（6）肥胖的中年男性及绝经期后的女性。

（7）原因未明的关节炎，尤其是中年以上的患者，以单关节炎发作为特征。特别是脚部大脚趾发生过红、肿、痛、热、关节功能障碍者。

（8）有痛风家族史的人。

 # 控制"人"

痛风患者首先要做到的就是"管住嘴"。既然嘌呤的过度摄入是痛风的一大病因，那么我们就要"慧眼"识"嘌呤"。

常见食物的嘌呤含量（毫克／100克食物）		
高嘌呤 食物 （150～1000）	禽畜内脏	牛肝、牛肾、胰、脑
	鱼贝类	鲢鱼、白带鱼、乌鱼、鲨鱼、海鳗、沙丁鱼、凤尾鱼、草虾、牡蛎、蛤蜊、干贝、小鱼干、鳊鱼干等
	蔬菜类	芦笋、紫菜、香菇等
	其他	肉汁、浓肉汤、鸡精、酵母粉等
中嘌呤 食物 （25～150）	禽畜类	猪肉、牛肉、羊肉、鸡肉、鹅肉
	鱼虾蟹类	草鱼、鲤鱼、鳝鱼、鳗鱼、乌贼、虾、螃蟹、鲍鱼、鱼翅、鱼丸、鳜鱼、枪鱼
	豆类	黄豆、豆芽、豆苗、绿豆、红豆、豆腐、豆干、豆浆
	蔬菜类	菠菜、枸杞、四季豆、豌豆、豇豆、龙须菜、茼蒿、海带、笋干、金针、银耳
	其他	花生、腰果、栗子、莲子、杏仁
低嘌呤 食物 （<25）	谷类	粳米、米粉、面条、通心粉、玉米
	蔬菜类	白菜、苋菜、芥蓝、芹菜、韭菜、苦瓜、小黄瓜、冬瓜、丝瓜、萝卜、青椒、洋葱、番茄、木耳
	根茎类	马铃薯、芋头等
	油脂类	植物油、动物油
	水果类	各种水果
	其他	乳类及乳制品、蛋类、猪血、海参、海蜇皮

1. 忌口要讲究时机吗

很多痛风患者都对饮食百般忌口，其实痛风患者的日常膳食是根据疾病的发作程度和病程来决定的。

(1) 急性期

急性期应严格限制嘌呤的摄入，蛋白质来源每日以牛奶、鸡蛋蛋白为主，谷类也可以作为蛋白质的主要来源，以碳水化合物作为热量的主要来源。禁用含高嘌呤的食物，每日的嘌呤摄入量应限制在 150 毫克以内。

(2) 慢性期

每周有两天按急性期膳食来安排，其余五天采用低嘌呤的食物，可以适量吃一点点肉，每天嘌呤的摄入量一般不宜超过 150 毫克。

(3) 缓解期

缓解期的膳食要求是平衡膳食，以维持理想体重。禁止摄入高嘌呤食物，可以适量选用摄入一些猪肉、草鱼、虾这样的中嘌呤食物。

2. 痛风患者能吃肉吗

痛风患者在病情稳定后可以适当补充一点肉类食物，但是必须注意量。专家建议，一餐的量不能超过 50 克，大约是 3 小块红烧肉的量；一天的总量约是一块大排。

此外，痛风患者在烹饪肉类之前要先"浸泡漂洗"，因为嘌呤能够溶于水。因此经过清洗，能够去除一定量的嘌呤。烹饪的时候要先煮过弃汤后再制成菜肴，以减少嘌呤的含量。现在不少火锅爱好者喜欢在吃火锅的时候喝几口汤，这对痛风患者来说是绝对禁止的，这就相当于在喝几口"嘌呤水"啊！

3. 豆制品是"大敌"吗

每 100 克黄豆中含有嘌呤 116.5 毫克，属于嘌呤含量较高的食品。黄豆经过加工制成豆制品后，虽然嘌呤含量有所稀释，但也不建议多吃。

当然，怎么吃法也有讲究，对于豆制品等嘌呤含量较高的食物，在烹制时最好先切成片或小块，再放入开水锅中汆一汆，捞起弃汤再制成菜肴。

4. "海鲜＋啤酒＝痛风"吗

海鲜和酒类本身都含有大量嘌呤，一起吃的话摄入的嘌呤就更多了，所以这个传言是真的。很多人说海鲜嘌呤含量一般都比较高，其实这个说法并不完全对，虽然大部分海鲜的嘌呤含量很高，但海鲜中海参和海带都属低嘌呤食物，所以痛风患者可以放心食用。

很多人也许要问，喝啤酒对痛风不好，那红酒、黄酒等其他酒类能不能喝呢？其实痛风患者最好是滴酒不沾的，因为酒精会影响尿酸代谢，造成尿酸在血液中堆积，所以痛风患者一定要小心！

🍵 增加"出"

尿酸代谢紊乱是引起痛风的第二大原因，因此增加尿酸排出是缓解痛风的另一根本方法。

医生推荐的第一个方法就是多喝水，每天要保证 2000 ～ 3000 毫升的喝水量。如果以普通的 550 毫升的瓶装水为例，即每天要喝 4 ～ 5 瓶的量。

除了增加喝水量，我们也可以通过膳食来帮助尿酸代谢。

1. 含钾食物是尿酸"天敌"

钾是身体中数量较大的重要电解质，是维持人体水份和酸碱平衡的重要物质，它能够促进尿酸溶解，减少尿酸的沉淀，防治尿酸结晶的产生。但要注意，不是所有的含钾高的食物都适合痛风患者，最好选择是含钾高的低嘌呤食物。

* 富钾食物 *

谷类	全谷类，小麦胚芽
奶类	各类乳奶
蔬菜类	深色蔬菜（尤其是红苋菜，绿苋菜空心菜含量最高），另有芹菜，胡萝卜，花椰菜，油菜，韭菜，番茄，土豆，蘑菇，香菜，鲜豌豆，毛豆
水果类	香蕉，柑，橙，山楂，桃子，鲜橘汁，番茄，硬柿，香瓜，芒果，杏，哈密瓜，樱桃，木瓜，枣，龙眼
坚果类	尤其是榛子，腰果，南瓜子，葵花籽
其他	巧克力，可可，花生米，马铃薯，烤红薯，杏干，梅干，葡萄干，及罐头类腌制品

2. 苏打水能治痛风吗

碱性食物能中和尿酸，可以减少尿酸形成。但不是所有的碱性食物都适合，必须同时满足低嘌呤的要求。

大部分的蔬果都满足这个要求，专家推荐芹菜、番茄、苹果，大家可以每天从中挑选进行搭配，尽量保证食物摄取的多样性。

"苏打水能治痛风"的说法在民间流传已久，其实这是一个误区。痛风一旦形成，仅通过喝苏打水是不能治疗痛风的，但是如果是以预防痛风为目的的话，苏打水是不错的选择。

● 营养知识自测（单项选择题）

1. 以下哪种说法正确？

A. 尿酸高的人不一定会得痛风

B. 痛风不会遗传

C. 所有海产品都是高嘌呤食物

2. 以下哪种食物的嘌呤含量最低？

A. 香菇　　B. 花生　　C. 鸡蛋

3. 以下哪种民间说法正确？

A. 喝啤酒、吃海鲜会得痛风

B. 痛风只会发生在关节处

C. 喝苏打水能治疗痛风

4. 痛风患者在急性发作期应该如何饮食？

A. 拒绝高嘌呤摄入　　B. 适当吃点肉类　　C. 不忌口

5. 以下哪种食物在痛风急性发作期不能食用？

A. 牛奶　　B. 牡蛎　　C. 木耳

本书自测题答案 1.A 2.C 3.A 4.A 5.B

把好"牙"关治牙病

 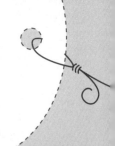
人们常说"老掉牙",以为年纪大了,自然要掉落牙齿,其实这是错误的。只要平时注意牙龈及牙周的护理和关注,牙齿是不会轻易掉落的。世界卫生组织的"8020"计划(80 岁还有 20 颗牙齿)并不是难以实现的梦想,如果能做到在日常生活中善待牙齿,就能让一口好牙陪我们到老。

专家介绍

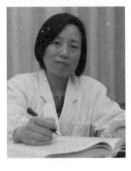

张美芳

副主任医师，上海交通大学医学院附属第九人民医院营养科主任，中国医师协会营养医师专业委员会委员、上海临床营养质量控制中心专家委员、上海市营养学会理事、上海市康复医学会营养康复专业委员会委员。

从事临床营养工作 20 余年，擅长将临床医学与营养治疗有机结合，对糖尿病、肾脏疾病、肥胖及危重疑难疾病的营养支持及辅助治疗有独到经验。

你的牙齿好吗

到了 80 岁，你能剩多少颗牙齿？目前 60 ～ 80 岁的老年人中，半数人的牙齿所剩无几，与世界卫生组织"8020"计划（80 岁还有 20 颗牙齿）的要求相距甚远。

据统计，我国成年人牙病的发生率高达 97%。在市民中普及口腔健康知识，预防牙病发生显得尤为重要。

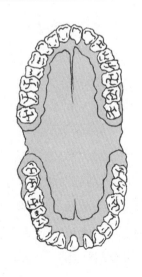

儿童乳牙是 20 颗，成人是 32 颗（包括最后长出来的四颗牙齿又叫智齿），真正咀嚼使用的牙齿 28 颗。拥有一口洁白健康的牙齿，是我们共同追求的目标。

在口腔科门诊里，一位只有 46 岁的女士指着嘴里七零八落的几颗牙齿说，"我恨不得把牙齿全部拔光，再安一副假牙。"她从 40 岁左右开始牙齿出现松动并零星脱落，几乎每年都会掉 1 ~ 2 颗，到现在只剩十几颗了。跑了许多医院，医生说是牙周炎引起的牙龈萎缩，没法治疗的，只能等以后装全口假牙了。她说现在让她最痛苦的并不是咀嚼困难、牙齿酸痛，而是一张开嘴就像个老太太模样，成了她上班、外出的最大心理阴影。

1. 为什么会得牙周病

小李是个 23 岁的小伙子，跟同学打篮球时不小心摔了一跤，半颗门牙磕没了，他来到口腔医院就诊，想把断掉的牙补上。他张开嘴，牙科医生吃了一惊，小伙子的两排牙齿长满了深褐色的牙结石，一口牙看上去足足有 40 岁的年龄。原来他小时候喜欢吃糖，小学二三年级时，常常半夜被龋病痛醒，几颗大牙几乎全补过。好在后来乳牙换了新牙，熬过了牙痛的日子。但他并没有好好保护，每次刷牙都草草几下就"收工"了，再加上仍然喜欢吃甜食，他的牙结石就越来越厚，牙龈开始暴露，牙周炎导致牙齿越来越松。

如果将牙齿比喻成大树，牙周支持组织（牙龈肉）就是包埋树根（牙根）的土壤。牙龈发炎主要表现为牙龈出血，一般是能够治愈的，但容易反复发生，必须找到发炎原因彻底治疗。牙周炎是牙龈炎进一步发展的结果，牙周炎在生活中很常见，多发于成年人。而牙石又是牙周病的帮凶。如果残留在牙齿表面的牙菌斑一直未能去除，它会吸取唾液中的矿物质而在牙齿表面形成坚硬的沉积物，这叫牙结石，牙结石坚硬，无法用牙刷除去，必须靠牙医用超声波洁牙机洗去。牙结石容易成为口腔细菌的温床，直接引发牙周病或诱发身体其他疾病。当然，生活中导致牙周病的原因还有很多……

（1）偏嚼习惯：偏嚼就是吃东西老在左边或右边咀嚼，造成少用或弃用的一侧牙齿表面堆积了大量的牙菌斑、牙结石，从而引发牙龈炎或牙周病。而常用的一侧牙齿，因为每天大量磨损，出现严重缝隙，造成塞牙，引发龋病，甚至加重牙周病的发生和发展。

（2）偏食习惯：偏食容易造成蛋白质和维生素 A、维生素 C、维生素 D 的缺乏，尤其是年轻人，喜欢荤菜不吃蔬菜，加上工作劳累、加班熬夜，造成肝"火"旺盛，牙龈红肿出血等，从而引发加重牙周病。

（3）夜磨牙、紧咬牙：常听到别人说，"你半夜牙齿咬得'嘎嘎'响"，咬牙人自己一点都没感觉。这种无论大人、小孩都会发生的夜磨牙情况，由于口中没有食物，形成了像推空磨一样的"干磨牙"。如果经常"干磨牙"的话，对牙齿的磨损就相当严重。时间一久，受磨损的牙齿就会不同程度地发酸或疼痛，甚至造成牙周组织损伤、牙齿松动或移位，牙龈退缩，咀嚼肌疲劳等问题。

（4）咬笔、咬指甲：很多儿童喜欢咬指甲、咬铅笔，有的甚至把削尖的铅笔伸进嘴里刺进牙缝、刺破黏膜，造成牙龈和黏膜破裂出血，如果细菌感染还会形成溃疡，一次次的反复修复、再溃疡的恶性循环，最终演变为严重的牙周病或口腔黏膜病的发生，影响了儿童、青少年的生长发育。

（5）吸烟习惯：吸烟者形成的烟斑，沉积在牙齿的表面及牙结石缝里，这些菌斑直接刺激牙周组织或进入血液循环，造成牙周组织的慢性损害，加重牙周病的进展。

另外，青春期、更年期和妇女月经期、妊娠期，内分泌水平会产生较大改变，促使牙周病菌数目大量增加，加重原本存在的牙周问题；睡觉时嘴张开呼吸、牙齿排列不整齐、补牙的填充物不良或戴假牙不合适的人，都是牙周病的易患人群，还有糖尿病、内分泌异常、肝功能障碍、维生素 C 缺乏症等疾病，也是诱发牙周病或加速牙周病的原因。

2. 牙周病的危害有多大

曾有口腔专家用一个形象的比喻道出了牙周病的危害："龋病只会坏掉一颗牙，而牙周病会导致一排牙齿脱落。"

早期的牙周病症状是牙龈炎，表现多为刷牙时出血，牙龈充血红肿，口臭、牙龈萎缩、牙齿对刺激的食物过敏等。患者因为没有疼痛而忽略不重视，直到严重的牙周病时，会造成全口多个牙齿松动、脱落。

牙周病的主要危害是：引起牙龈出血、化脓、口臭，最终导致牙齿的松动、脱落。它不仅影响我们的进食，引起消化系统疾病，而且有研究表明，牙周病与糖尿病、呼吸系统疾病等全身疾病关系密切。牙周疾病的主要表现是：刷牙或咬物时牙龈出血，牙颈部有结石，牙齿有松动，咬物无力，牙根暴露，有口臭等。一旦发现有牙周病，应当及时诊治。

* 正常牙齿 *

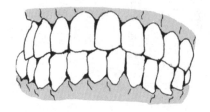

* 牙周病牙齿 *

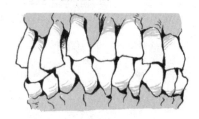

牵一"牙"而伤全身

牙周病看似小毛病，但对人体的健康危害却很大。因为牙周病的局部感染是一个病灶，而患者的口腔犹如一个细菌的蓄水池，各种细菌会随着口腔血液的循环进入身体其他部位，引起全身其他部位的一些重要脏器发生病变。

1. 糖尿病

大量研究结果显示糖尿病与牙周病存在共同危险因素，牙周病和糖尿病有双向关系，且互为高危因素。糖尿病患者常常并发不同程度的口腔病变，在糖尿病患者中，牙周病的发病率高，病变损害严重且进展更迅速。

2. 胃肠道疾病

食物的第一关是口腔，口腔卫生不好，一些致病菌在胃里就会繁殖。研究证明胃炎是由幽门螺杆菌引起的，而从口腔的牙菌斑里也检出了这种细菌，目前药物很容易清除肠胃中的幽门螺杆菌，而牙菌斑中的幽门螺杆菌难以清除，成为细菌的仓库。

3. 心脏疾病

口腔疾病的致病菌及其产生的毒素可以侵入血液，加重或引起亚急性感染性心内膜炎、冠心病等心脏疾病。大量研究证实，牙周炎是冠心病急性发作的一个独立的危险因素，与急性发作或总的死亡率都有显著相关。

4. 脑血管疾病

牙周炎也可诱发缺血性脑中风，成为脑中风、冠心病和心肌梗死的危险因素。研究证明牙周炎作为脑卒中的危险因了大于吸烟，而且独立于其他已知的危险因素。

5. 呼吸道疾病

口腔疾病与各种原因导致的吸入性肺炎相关性较强。据有关资料统计，肺炎 80% 的诱因是吸入口腔、咽部含有细菌的分泌物，而这些分泌物大多是来自口腔。

6. 关节炎、肾病、眼病

牙病在牙根部形成感染病灶，可以诱发关节炎、肾炎、眼病等，已成为医学界熟知的医学常识，因此不能轻视牙病，因小病误大病。

7. 影响生长发育

咀嚼功能降低，造成偏食和消化不良等，导致胃肠消化吸收减弱，机体营养不良，生长发育受到一定影响。

护牙健牙"小偏方"

1. 吃对维生素 C

相关研究表明，维生素 C 的摄入水平与牙周病易感性的相关性最高。在 2008 年英国口腔科杂志上发表的研究显示，66% 的牙周病科医生认为牙周病与膳食营养素有关，其中 70% 的牙周病医生认为维生素 C 在这中间起到关键作用。

目前中国营养学会建议维生素 C 膳食推荐摄入量（RNI）为成年人每天 100 毫克，此外一些特殊人群的维生素 C 摄入量应适当增加，例如老人、孕妇、高温工作者等。

* 部分蔬菜水果中的维生素 C 含量 *

蔬菜	维生素 C 含量 （毫克／100 克）	水果	维生素 C 含量 （毫克／100 克）
芥蓝	76	鲜枣	243
苦瓜	56	猕猴桃	62
胡萝卜	16	柠檬	22
芹菜	12	橙子	33
紫菜	2	苹果	4

2. 矿泉水是氟的天然来源

天然矿泉水满足了人体对氟的需求量。氟可以增加牙齿的釉质，坚固牙齿，保护牙齿免受微生物的侵蚀。大多数矿泉水每升中含 0.3 毫克的氟（大约 500 毫升矿泉水 2 瓶），但是，过量的摄入氟质（每日多于 2 毫克）可能会使牙齿变黑。

3. 白酒漱口防牙病

晚上刷牙后，可用低度白酒（一口的容量，38 度为宜）来漱口，酒含在口腔中，上下左右"晃荡" 3 ～ 5 分钟，再吐掉。酒精既能杀灭牙缝中各种细菌，又能有效地抑制牙龈炎的发生，保健牙齿。

4. 浓茶叶水胜过漱口水

漱口水可以清除口腔细菌、净化口气。但日本最新研究发现，浓的茶叶水比漱口水的效果更好，茶水中的儿茶酚可以防治龋病，改善牙釉质结构，加强牙齿的抗酸度。茶叶中的鞣酸是一种活性成分，可以改善口腔环境，强力对抗口腔内可能存在的致癌物质。牙医建议饭后用茶水漱口，这可减少餐后口腔及牙缝中的食物残渣引起的细菌滋生。

小贴士

巧用隔夜茶漱口，其效果比新鲜茶水更好。隔夜茶虽然不适宜饮用，但是可以用来漱口，保持口腔卫生。

5. 茶叶渣防牙周炎

每天饭后，将泡过的茶叶渣一小撮放入口中细嚼一分钟后，吐掉用清水漱净口腔，只要持之以恒，即可达到防治牙周炎及其他牙病的效果。

6. 吃完酸性食物不要马上刷牙

很多人都认为酸性食物会腐蚀牙釉质，所以吃完酸奶、碳酸饮料等酸性食物后应该马上刷牙，其实这是一个误区。牙釉质受到酸的腐蚀后会变得脆弱，这个时候刷牙可能会伤害牙釉质。所以吃完这类食物后不妨先漱口，降低口腔中酸的浓度和糖分，等到牙齿自我修复一段时间后（推荐时间：1 小时）再刷牙，这样的效果最佳。另外建议喝碳酸饮料的时候使用吸管，可以减少牙齿与碳酸饮料的接触时间。

7. 有益牙齿保健的食物

（1）核桃

常吃核桃对牙本质过敏症可起到一定的防治作用。核桃仁中含有丰富的脂肪油、蛋白质、维生素等成分，其中油质和酸性物质可以渗透到牙本质小管内，起到隔离作用，减少冷、热、酸、甜等对牙齿的刺激。吃核桃保健牙齿，既可生嚼，也可以稍加温后用牙反复咀嚼。每次嚼两颗核桃的果仁，每日 3 次，咀嚼时间越长，疗效越好。

（2）鸭梨

饭后细嚼慢咽地吃鸭梨，可以洗刷牙面、按摩牙根，进而消除残留在牙缝中的食物残渣。此外，经常吃鸭梨还可以防治牙结石引起的牙龈充血、萎缩等问题，还能改善口腔血液循环，对牙床红肿和风火牙痛有辅助治疗作用。

（4）枸杞

中医认为，枸杞有补益肝肾之功，久服能强健筋骨、补肾固齿。药理研究表明，枸杞具有促进牙周黏膜、纤维细胞增殖等作用。专家建议，中老年人每日取 30 克枸杞，嚼碎后用温开水送服。

（5）大枣

大枣中含有的乌苏酸和夹竹桃酸能控制龋齿菌产生酶，避免糖蛋白沉淀下来形成菌斑，而且不会破坏口腔的菌群平衡。不少中老年人脾胃消化吸收功能下降，常食大枣，不仅可以健脾养胃，还能保护牙齿。

（6）芹菜

芹菜富含粗纤维，咀嚼芹菜时，对牙齿可谓一次大扫除，可以预防龋病的发生。

养成好习惯，远离牙周病

◆ 每天用正确的方法刷牙，早晚彻底刷牙 1 次，每次刷牙要 2～3 分钟。

◎牙刷毛与牙齿表面呈 45 度角斜放，从牙龈向牙端刷，上牙自上而下刷，下牙自下而上刷，不要上下来回刷。

◎牙齿咬合面也要来回刷。

◆ 每天饭后，使用牙线及时清除嵌塞在牙缝中的食物残渣，尽量不用牙签，做到餐后漱口。

◆ 使用保健牙刷，有牙龈炎、牙周炎的要选用软毛磨毛牙刷，每 3 个月更换 1 把牙刷。

◆ 定期到专科医院做牙齿检查，最好每半年一次，并接受牙医的建议，接受必要的洗牙或治疗。

● 营养知识自测（单项选择题）

1. 我国成年人牙周病的发病率在以下哪个范围？

A. 60%　　B. 70%　　C. 80%

2. 以下哪种蔬菜含有的维生素 C 含量最多？

A. 芥蓝　　B. 胡萝卜　　C. 紫菜

3. 以下哪种水果含有的维生素 C 含量最多？

A. 苹果　　B. 柠檬　　C. 鲜枣

4. 氟斑牙的患病者集中在以下哪个年龄？

A. 6 岁以下儿童　　B. 年轻人　　C. 老年人

5. 喝完酸奶后多长时间刷牙最好？

A. 5 分钟　　B. 30 分钟　　C. 1 小时

本节自测题答案 1. C　2. A　3. C　4. A　5. C

慧眼"食""色"

 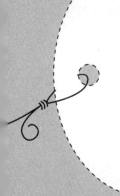

黄阿姨当年在工厂的同事得了黄斑变性，这让黄阿姨更加注重对眼睛的营养。听说胡萝卜是护眼食品，她常常买一些做凉拌。其实生的胡萝卜所含的胡萝卜素大部分都不能被人体吸收，对眼睛有益的食品有很多，不仅要吃对品种，还要讲究方法。

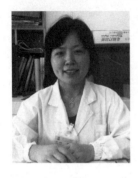
视力自测

用黑底粗白线绘成 10 厘米 × 10 厘米的方格表（如下图），中央有一点。把方格表放在视平线 30 厘米的距离，光线要充足、平均。如日常佩戴眼镜者，需佩戴原有眼镜进行检查。用左右眼分别看表格，是否出现变化？

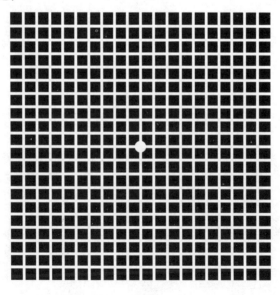

当凝视中心白点时，发现方格表中心或其他白线出现弯曲、断裂或变形，或方格部分位置出现模糊或空缺，就可能是眼底黄斑部出现毛病，须尽快找眼科医生作详细检查。

眼睛的营养

眼睛是人类观察世界、获取信息的重要器官，是人类与外部世界沟通的渠道，每个人都希望自己拥有一双清澈、明亮、动人的眼睛，这就需要注意眼睛的营养和保健。如何对眼睛进行营养呢？我们不妨先了解有益于眼睛、增强视力的营养有哪些。

1. 蛋白质

蛋白质是构成眼球的重要成分。无论是青少年还是老年人，眼睛的正常功能、衰老组织的更新，都离不开蛋白质。蛋白质长期供应不足会使眼组织衰老，功能减退，甚至失明。

2. 维生素

如维生素 A 参与视网膜上视紫红质（对微弱光线敏感）的合成而维持正常的视觉功能，尤其是暗适应能力，干眼是维生素 A 缺乏的典型症状；维生素 B_1 参与并维持视神经细胞功能和代谢、维生素 B_2 具有维持角膜、视网膜正常功能和保持眼睛正常视力的作用；维生素 C 是晶状体的重要营养成分，维生素 C 摄入不足，就可降低可溶性蛋白——谷胱甘肽的活性，引起透明度下降，这也是老年白内障的主要致病原因之一。

3. 微量元素

钙与眼球的形成有关，青少年若钙的摄入量不足会使正在发育的眼球壁——巩膜的弹性降低，晶状体内压上升，致使眼球的前后径拉长而导致近视。

锌能增强视神经的敏感度，参与肝脏、视网膜组织细胞内视黄醇还原酶的组成，直接影响维生素 A 代谢及视黄醛的作用。

硒在人体多种组织细胞中，以眼睛的含硒量为最高，硒使人体产生大量的可溶性蛋白质——谷胱甘肽，滋养眼球晶状体，因而才会目光炯炯。硒缺乏时将引起晶状体透明度下降，视物模糊，甚至导致白内障。

4. 叶黄素与玉米黄素

人眼的视网膜内有两种特别的抗氧化色素，那就是叶黄素与玉米黄素，它们聚积在视网膜内，特别是集中于黄斑区（视觉最敏感的区域），扮演过滤蓝光的"黄色太阳眼镜"，以保护视网膜内的感光细胞，免受阳光及氧化的破坏。研究表明，叶黄素与玉米黄素能够明显降低发生老年性黄斑变性的概率。

🥣 维生素对眼睛的作用

视力发育，维生素不可或缺，各种维生素对视力发育影响不同。

维生素 A 缺乏时，早期症状会表现为暗适应能力下降（以婴幼儿和儿童最为常见），严重者可致夜盲症；干眼是维生素 A 缺乏的典型症状，患者常感眼干涩、怕光、流泪、发炎、疼痛，严重者可致失明。这是因为患者眼结膜和角膜上皮组织变性，还可能导致视神经损害，严重缺乏时会引起泪腺萎缩，泪腺分泌减少，结膜失去正常光泽，混浊、变厚、变硬，角膜表面粗糙、混浊、软化、溃疡、糜烂、穿孔。

维生素 B_1 缺乏或不足时，糖代谢中间产物丙酮酸等的氧化不能正常进行，这将引起一系列功能障碍，从而发生视神经炎。

维生素 B_2 缺乏时，可引起组织呼吸减弱及代谢强度减退，从而发生结膜炎、角膜炎，甚至还可引起白内障。维生素 C 缺乏也能引起白内障。

小贴士

★ 该吃什么来护眼

（1）饮食上应选择营养丰富、富含蛋白质、维生素且易于消化的食物。多食用富含维生素 C、维生素 E、维生素 A 及胡萝卜素的蔬菜与水果，少摄取高脂肪食物。对一些有刺激性的食物或兴奋性的食品，如辣椒、生葱、生蒜及咖啡等，应当尽可能少食或不食。

（2）补充抗氧化剂和微量营养素。

 # "食""色"——彩色食物好处多

1. 黄橙色

黄橙色的食物有：玉米、卷心菜、南瓜、胡萝卜……

这些富有天然色素(也包括深绿色蔬菜)的食物里含类胡萝卜素，其中对眼睛有好处的有 β 胡萝卜素、叶黄素、玉米黄素。

如β胡萝卜素在体内可转化为维生素 A，是视网膜内感光色素的组成部分，是保护眼睛和增进视力不可缺少的营养素；叶黄素往往和玉米黄素同在，构成了眼视网膜黄斑区域的主要色素，对黄斑变性有很好的预防和保健作用。

小贴士

★ 胡萝卜生吃、熟吃哪个营养更好？

胡萝卜富含β胡萝卜素。而β胡萝卜素是人体维生素 A 的主要来源。

有人曾做过实验：同量胡萝卜三份，A 组生食；B 组用微量的油脂烹调后熟食；C 组配给足量的油脂，烹调后熟食。结果 A、B、C 三组β胡萝卜素的消化吸收率分别为 10%、30%、90%。

* 油脂配比影响β胡萝卜素消化吸收率 *

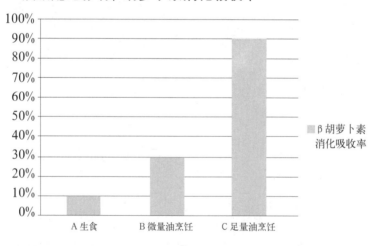

可见，β胡萝卜素在体内消化吸收率与油脂配比成正比，胡萝卜用食油烹制后食用比生食营养价值高。

还有实验结果显示：

A组：将胡萝卜切成片，用油炒6～12分钟，胡萝卜素保存率为79%；

B组：将胡萝卜切成块加调味品，炖20～30分钟，胡萝卜素的保存率为93%；

C组：将胡萝卜切成块加调味品，用压力锅炖15～20分钟，胡萝卜素的保存率高于97%。

* 烹调方式影响β胡萝卜素保存率 *

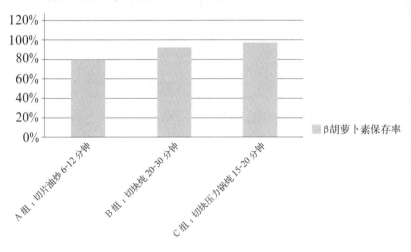

可见，尽量减少胡萝卜与外界空气的接触，可以提高胡萝卜素的保存率。

所以，吃胡萝卜的科学方法是：将胡萝卜切成块加调味品和食油炒食或炖食，尽量不要生吃胡萝卜。

	叶黄素	β 胡萝卜素
紫甘蓝	14.7 ~ 39.6	2.8 ~ 14.6
菠菜	4.5 ~ 15.9	3.0 ~ 6.7
花椰菜	0.8 ~ 2.4	0.3 ~ 1.1
豌豆	1.1 ~ 2.4	0.1 ~ 1.3
玉米	0.5 ~ 1.2	<0.1
胡萝卜	0.2 ~ 0.3	8.5 ~ 10.8
绿豆	<0.1	<0.1
橙子	0.1 ~ 0.2	<0.1
苹果	<0.1	<0.1
西瓜	<0.1	0.2

小贴士

★ 服用维生素 A 补眼睛会有副作用吗？

中国营养学会推荐维生素 A 的摄入量为成人 700 ~ 800 μgRE/d（微克视黄醇当量），4 ~ 14 岁儿童、青少年为 2000 μgRE/d，成人最大限制量为 3000 μgRE/d。β 胡萝卜素是维生素 A 的安全来源。

人体摄入过量的维生素 A 会引起中毒症。急性维生素 A 中毒症多在食用后 3 ~ 6 小时发病，多发生于一次或多次连续摄入成人膳食推荐摄入量（RNI）的 100 倍，或儿童大于其 RNI 的 20 倍，婴幼儿服用维生素 A，如一次剂量超过 30 万 U（单位）时会引起急性中毒（每克普通鱼肝油含维生素 A

为 850U；每克浓鱼肝油含维生素 A 为 5 万～ 6.5 万 U）。慢性维生素 A 中毒比急性中毒常见，多因不遵医嘱长期摄入过量维生素 A 制剂引起，一般成人每天摄入维生素 A 达 8 万～ 10 万 U（24 ～ 30mgRE/d）持续半年，婴儿每天摄入 5 万～ 10 万 U（15 ～ 30mgRE/d）持续半年，均可引起慢性中毒。

维生素 A 过量还会降低细胞膜和溶酶体膜的稳定性，细胞膜受损，使酶释放，引起肝、脑、皮肤和骨骼等组织病变。

慢性维生素 A 中毒的症状主要有：皮肤干燥、粗糙、呈鱼鳞状，脱发，唇干裂，瘙痒，口舌疼痛，杵状指，骨肥厚，眼球震颤，指甲易碎，高钙血，肝脾肿大等，甚至出现颅内压升高和低热。儿童还有厌食、肛门瘙痒、体重不增加，严重的有烦躁和出现骨头肿胀、疼痛以致运动受限等。

* 富含维生素A和 β 胡萝卜素的食物（以 100 克可食部计）*

食物名称	维生素 A（µgRE）	食物名称	维生素 A（µgRE）	食物名称	维生素 A（µgRE）
羊肝	20972	紫苏（鲜）	1232	苋菜（绿）	352
牛肝	20220	西兰花	1202	马兰头	340
鸡肝	10414	车前（鲜）	1028	金针菜	307
鹅肝	6100	胡萝卜（红）	688	木耳菜	337
猪肝	4972	胡萝卜（黄）	668	甲级龙井	888
鸭肝（母麻鸭）	4675	枸杞菜	592	花茶	885
鸭肝	1040	芥蓝	575	绿茶	967

食物名称	维生素 A（μgRE）	食物名称	维生素 A（μgRE）	食物名称	维生素 A（μgRE）
鸡肝（肉鸡）	2867	芹菜叶	488	红茶	645
鸡心	910	菠菜	487	枸杞	1625
河蟹	389	豌豆苗	445		
鸭蛋黄	1980	苜蓿	440		
鸡蛋黄	438	荠菜	432		

2. 黑紫色

黑紫色的食物有：黑米、黑豆、黑土豆、黑枸杞、葡萄、蓝莓、茄子……

黑紫色食物富含花青素。花青素是纯天然的抗衰老的营养补充剂，研究证明是当今人类发现最有效的抗氧化剂，它的抗氧化性能比维生素 E 高出 50 倍，比维生素 C 高出 20 倍。它对人体的生物有效性是 100%，服用后 20 分钟就能在血液中检测到。

花青素能增强视力，消除眼睛疲劳；延缓脑神经衰老；对由糖尿病引起的毛细血管病有治疗作用；增强心肺功能；预防老年痴呆。

★ 补充花青素，蓝莓和葡萄哪个性价比更高？

蓝莓和葡萄价格比较：（同时同店）蓝莓的价格是 88 元 375 克，平均约 23.5 元 /100 克、葡萄的价格是 78 元 1000 克，平均 7.8 元 /100 克，价格上蓝莓是葡萄的 3 倍。而每 100 克的葡萄中所含的花青素是 0.186 ~ 1.883 克，每 100 克蓝莓中所含的花青素是 0.163 克，单从花青素来说的话，蓝莓甚至还不及葡萄，但是因为蓝莓中含有高含量的总酚、总黄酮、原花青素，它们都属于具有抗氧化活性的物质，所以蓝莓有"水果之王"的称誉。

* 每 100 克水果花青素含量 *

品种	花青素含量（每 100 克）	参考价格
葡萄（巨峰）	0.858 克	7.8 元 /100 克
葡萄（夏黑）	1.363 克	
葡萄（巨玫瑰）	1.883 克	
蓝莓	0.163 克	23.5 元 /100 克

水果参考价格时间为：2013 年 4 月

3. 茶色

茶叶中含有大量丰富的维生素，据研究其中维生素 C、维生素 B_2、维生素 E，对明目具有一定作用。维生素 C 和维生素 B_2 对预防白内障有效果；茶叶还含有丰富的胡萝卜素，它在肠壁和肝脏的作用下，可以转变为维生素 A。而维生素 A 参与眼视网膜中杆状细胞的视紫红质再生，对维持正常的视觉功能具有重要作用，具有滋养眼睛、缓解眼睛疲劳、预防夜盲症的作用。此外，茶多酚类物质是一种从茶叶中提取的纯天然复合物，在鲜茶中含量可达 25% ~ 35%（鲜叶干重）。大量的研究已证实茶多酚具有抗氧化清除人体内的氧自由基、抗菌消炎、抗辐射、增强机体免疫力等多种功效，用茶叶煎汁洗眼可治疗溃疡性睑缘炎，茶叶洗眼还可治疗急性结膜炎等眼病，平时多喝绿茶可起到一定的抗辐射作用。《神农本草》把茶列入365 种药物之中，并说"茶味苦，饮之使人益思，少卧，轻身明目"。

小贴士

★ 枸杞绿茶有益健康，可以一起冲泡吗？

　　绿茶和枸杞都可以分别用开水冲泡饮用，对眼睛很有益处。有不少人干脆就把它们放在一起冲泡。但是，绿茶里所含的大量鞣酸具有收敛吸附的作用，会吸附枸杞中的微量元素，生成人体难以吸收的物质。餐馆里流行的八宝茶中也是既有绿茶又有枸杞，虽然绿茶的量比较少，但也不宜多喝。

　　给大家提个建议，可以上午喝绿茶，开胃、醒神。下午泡饮枸杞，可以改善体质、有利安眠。这样分开饮用，这两样好东西才不会伤了身体。

滋养眼睛的食物

维生素 A：肝脏、奶制品、鱼

叶黄素：菠菜、芥菜、生菜、西兰花、冬瓜、青萝卜、玉米

花青素：黑枸杞、葡萄、黑莓、无花果、樱桃、甜菜根、茄子、紫甘薯、血橙、红球甘蓝、蓝莓、红莓、草莓、桑椹、山楂皮、紫苏、黑（红）米等

维生素 E：植物油、坚果、肉类

维生素 B_2：肉、奶、面包产品、强化谷物

锌：海产品、红肉、全谷物（强化谷物）

硒：红肉、海鲜和粗粮

DHA：深海鱼、核桃、亚麻仁、亚麻仁油

营养知识自测（多项选择题，每题至少有一项是对的）

1. 下列哪类营养素与保护视力无关？

A. 维生素 A　　B. 叶黄素　　C. 胡萝卜素　　D. 维生素 D　　E. 维生素 E

2. 维生素 A 缺乏的典型症状是 _____。

A. 干眼　　B. 皮肤干燥　　C. 毛囊角化　　D. 结膜炎

3. WHO（世界卫生组织）认定下列哪些体征对诊断维生素 A 缺乏是有用的？

A. 角膜干燥　　B. 角膜溃疡　　C. 角膜角化　　D. 角膜炎

4. 下列哪些类抗氧化营养素与保护视力有关？

A. 茶多酚类　　B. 花青素类　　C. 胡萝卜素类　　D. 维生素 E　　E. DHA

本书自测题答案 1.D 2.A 3.A,B,C 4.A,B,C,D,E

吃出来的癌症

你知道吗？

现在有很多人知道少吃泡菜和腌腊肉类可以减少罹患癌症的概率，但是人们往往忽略了另一些致癌食品：话梅、剩菜、过烫的食物……保持健康需要的不仅是管住嘴，更需要多了解营养学的常识。

专家介绍

曹伟新

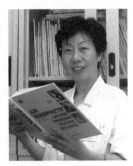

主任医师，博士生导师。上海交通大学医学院附属瑞金医院临床营养科主任、上海交通大学医学院营养系副主任、中国抗癌协会肿瘤营养与支持治疗专业委员会副主任委员、中华医学会肠外肠内营养学分会常委和老年学组副组长、上海市医学会肠外肠内营养学专科分会候任主任委员等。

从事临床营养的应用和研究工作近 20 年。主攻围绕肿瘤和危重症患者的围手术期肠内、外营养的应用，以及其他慢性病患者的膳食营养防治等。

2012 年《中国肿瘤登记年报》公布的数据显示：中国每年新发癌症病例约 350 万，因癌症死亡约 250 万，全国每 6 分钟就有 1 人被确诊为癌症，每天有 8550 人成为癌症患者，每 7 ~ 8 人中就有 1 人死于癌症。未来 10 年，中国的癌症发病率与死亡率仍将继续攀升。预计到 2020 年，中国每年的癌症死亡总数将达 300 万左右，患病总数将达 660 万。

癌症是内因与外因相互作用的结果。比如外因包括了环境因素、生活方式、饮食习惯等，内因包括遗传、营养和内分泌失调等，其中我们最能控制的就是自己的日常饮食。

🍵 大肠癌

大肠癌包括结肠癌和直肠癌，是我国发病率最高的前十位恶性肿瘤之一。北美和西欧是大肠癌的高发地区，该病的发病率为当地恶性肿瘤的第一或第二位。全球每年新发大肠癌患者高达 93 万，在我国每年新发病例高达 13 万 ~ 16 万人，在消化道肿瘤中大肠癌的发病率仅次于胃癌；在我国目前大肠癌患病率已经高达 46.8/10 万；中国大肠癌发病还有一个明显的特点：发病年龄以 40 ~ 60 岁居多，平均发病年龄为 48.3 岁，比西方人足足早了 10 ~ 15 年，在中国青年患者比欧美更为多见，30 岁以下的大肠癌患者并不少见。

1. 饮食与大肠癌

大肠癌是个典型的"富贵病"，在城市地区发病率每年以 4.5% 的速度在增长。有研究显示，大肠癌与糖尿病、高血压、冠心病都有相同的风险因素。反映到生活方式上，主要就是常年高蛋白、高脂肪、低膳食纤维饮食，以及久坐少动等不良生活习惯。

常吃红肉类食物，比如猪肉、牛肉、羊肉、动物的内脏等高脂肪食物，将大大增加罹患大肠癌的风险。因为人体在消化这些高脂肪食物时，产生的代谢产物如次级胆酸浓度增加，成为大肠癌的辅致物或促癌物；如果人们一直不改变饮食习惯，尤其已发生大肠腺瘤者，更易发生癌变，最终形成大肠癌。

> **小贴士**
>
> 红肉指的是在烹饪前呈现红色的肉，具体来说猪肉、牛肉、羊肉、鹿肉、兔肉等等所有哺乳动物的肉都是红肉。

白肉是指肌肉纤维细腻、脂肪含量较低、脂肪中不饱和脂肪酸含量较高的肉类。白肉可以包括鸟类（鸡、鸭、鹅、火鸡等）、鱼、爬行动物、两栖动物、甲壳类动物（虾蟹等）或双壳类动物（牡蛎、蛤蜊）等。

现代人的食物过于精细，这也是造成大肠癌高发的原因之一。现在很多人都喜欢吃一些加工很精细的食物，比如我们吃的米和面很多都是加工很精细的。精细加工往往去除了食物中的纤维，少膳食纤维素的饮食可使粪便量减少，并使大便通过肠道时间明显延长；由于肠道中膳食纤维减少，肠腔内的有毒代谢产物不能充分被纤维结合并排出体外，使肠腔内致癌物质浓度提高且与结肠黏膜接触的时间明显延长，从而导致癌变。因此，如果过多食用高动物蛋白、高脂肪膳食，饮食过于精细，可能增加致癌或协同致癌的风险。

全麦食品在制作时没有去除麸皮，含有更多的生物活性成分和膳食纤维，如在白面包和全麦面包之间应更多选食后者。

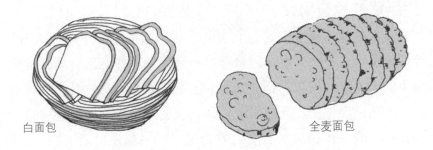

白面包   全麦面包

2. 饮食建议

对于偏好红肉者，应该逐步逐量地减少红肉的摄入量，多吃鸡鸭鱼虾等白肉，以代替红肉，减少脂肪摄入量。

多吃全麦面包、玉米、红薯、杂豆类等粗粮，每周应吃到 2 ~ 3 次；我们也可以在每天做饭时放一把粗粮。

多吃含膳食纤维多的蔬菜水果，以保持大便通畅，减少粪便中致癌物与肠黏膜的接触时间。

减少红肉和食物中脂肪的摄入，以减少诱发大肠癌的潜在危险。

3. 大肠癌的其他主要诱因

患有多发性肠息肉和炎性肠病等。

家族中有肿瘤史或亲属患有大肠癌。

4. 大肠癌的常见症状

便血、大便习惯和性状改变都是预警信号。例如，原本排便很规律，却突然增多或减少，出现腹泻或便秘、便不净等情况，大便变扁、变细或不规则等，发现这些情况都要及时就医。

5. 大肠癌的检查项目

最基本的有三项：粪便隐血实验；肛门指检；CEA 和 CA19—9等肿瘤标志物。有些人在体检时觉得不舒服或不好意思会放弃指检，其实中国人的直肠癌 70% 以上为低位直肠癌，直肠指检时能够触及。因此，如果出现便血、大便习惯和性状改变时，最好接受这项检查。另外，80% 的大肠癌患者有便血的情况，但半数便血是肉眼难以看出来的，需要通过粪便隐血实验筛查。

6. 肠镜应该多久做一次

没有大肠癌家族史的人，40 岁开始每年做肛门指检和大便潜血检查，50 岁时开始做肠镜，之后每 3 ~ 5 年做 1 次。有大肠癌家族史或慢性肠炎的人，应提前到 40 岁左右做肠镜。另外，粪便隐血阳性或出现大便习惯改变时应做肠镜。

胃癌

全球每年新发现胃癌 93.4 万例，其中中国有 42 万。每年有 16 万人死于胃癌，发病率和死亡率是世界平均水平的 2 倍多。我国胃癌死因仍然居恶性肿瘤第一位且有上升趋势。资料表明，1990 年代较 1970 年代胃癌的死亡率男性增长 11%，女性增长 6.3%；胃癌死亡率在 1970 年代城市略高于农村，1990 年代农村高于城市 37%，1990 年代城市胃癌死亡率男、女分别下降 22.2% 和 26.7%，而农村男、女性分别上升 26.4% 和 22.1%。因此，胃癌是当前危害我国人民身体健康的重大疾病。

1. 饮食与胃癌

辽宁省庄河市，福建省长乐市这两个地方都是我国胃癌的高发区域，这两个跨越中国南北中的城市到底有什么共同点呢？

其实，虽然这两个地方距离相距甚远，但研究发现，它们有一个共同点——经常食用腌制食品。辽宁庄河人爱吃咸猪肉，每到冬天几乎家家户户都要腌一大缸咸猪肉，平时炖菜、炒菜也都要放点儿。福建长乐人常吃腌鱼干、虾油。所以胃癌与我们吃什么样的食物、烹调方法是息息相关的。

腌制类食物中含有亚硝酸盐。亚硝酸盐进入人体后会在胃酸等

环境下亚硝酸盐与食物中的仲胺、叔胺和酰胺等反应生成强致癌物
N-亚硝胺。

市场卖的很多腌菜、酱瓜也属于腌制食品，还有就是很多人喜
欢吃的零食如蜜饯、话梅等，都是盐腌制或糖腌制的，属于腌制食物，
都含有亚硝酸盐。剩菜放久了也会产生亚硝酸盐。因此，要尽量选
择食用新鲜食物。

* 食品添加剂的允许使用品种、食用范围以及最大使用量或残留量 *
中华人民共和国国家标准 GB2760—2011 食品添加剂使用标准

食品 分类号	食品名称	最大使用量 （克／千克）	备注
08.02.02	腌腊肉制品类（如咸肉、腊肉、板鸭、中式火腿、腊肠）	0.5	以亚硝酸钠计，残留量≤30毫克／千克
08.03.01	酱卤肉制品类	0.5	以亚硝酸钠计，残留量≤30毫克／千克
08.03.02	熏、烧、烤肉制品类	0.5	以亚硝酸钠计，残留量≤30毫克／千克
08.03.03	油炸肉制品类	0.5	以亚硝酸钠计，残留量≤30毫克／千克
08.03.04	西式火腿（熏烤、烟熏、蒸煮火腿）类	0.5	以亚硝酸钠计，残留量≤30毫克／千克
08.03.05	肉灌肠类	0.5	以亚硝酸钠计，残留量≤30毫克／千克
08.03.06	发酵肉制品类	0.5	以亚硝酸钠计，残留量≤30毫克／千克

★ 饮食与胃癌风险

长期有如下饮食习惯者，也可能增加胃癌风险：

（1）摄入盐过多，可能会损坏胃黏膜屏障，增加对致癌物质的易感性。

（2）暴饮暴食、喜欢吃干硬烫食、进食快、三餐不定时等不良的饮食习惯。

（3）吸烟。

★ 饮食建议

（1）合理饮食结构。多食新鲜蔬菜、水果。适当增加豆类食物和牛奶，以及鲜鱼、肉、蛋。减少食盐摄入量。

（2）少食或不食熏腌食品，减少亚硝胺前身物质的摄入。

（3）改变不良饮食习惯：避免暴饮暴食，三餐不定时；进食不宜过快、过烫、过硬。

（4）少饮烈性酒，不吸烟。

（5）认真做好粮食的防霉去霉工作，维护食用水的卫生。

2. 胃癌常见症状

早期胃癌症状不明显，类似于消化不良表现，包括进食后上腹胀满感，烧心，胃区疼痛等。随着肿瘤进展，其他症状会逐步出现，包括体重下降，呕吐、呕血或便血；便血大多以黑便为主，经常被忽略。但隐性失血达到一定水平后，会出现贫血现象。

当出现一些较明显症状时应及时去医院检查或听取医生建议，如出现呕吐时间较长，特别是呕吐物中带血；无法解释的体重下降；明显的吞咽困难；持续性的上腹部不适、疼痛等。

3. 胃癌的检查

诊断胃癌最普遍、通用的方法，就是上消化道内窥镜即胃镜检查和上消化道钡剂摄影。对怀疑胃部恶性病变患者，前者更为重要，因为也唯有透过内窥镜检查，才能直接取得病变组织，做出确切的病理诊断。

4. 胃癌的治疗

外科手术是治疗胃癌的最重要手段。为有效提高术后生存率，除应尽可能提高胃癌早期诊断率外，胃癌根治手术方式的标准化、规范化和合理应用综合治疗方法，对提高胃癌治疗效果至关重要。进展期胃癌患者中有部分可出现营养不良（低下），需要及时、合理的营养干预。

 # 乳腺癌

中国人口协会于 2010 年发布的《中国乳腺疾病调查报告》显示：我国城市中乳腺癌的死亡率增长了 38.91%；乳腺癌发病率位居大城市女性肿瘤的第一位。目前全球每年平均约有 130 万人新患乳腺癌。30 年前，上海地区乳腺癌的发病率为 17.7/10 万人；如今为 77/10 万人。乳腺癌已经连续 20 年都是上海恶性肿瘤发生率的第一位，目前在上海，相当于每 300 名女性中就有 1 名乳腺癌患者。

有不少大家耳熟能详的女艺人都是因为乳腺癌去世的，比如大家熟悉的上海著名的女演员李媛媛，还有林黛玉的扮演者陈晓旭，演唱《叶子》《一直很安静》的女歌手阿桑、女歌手叶凡都因患乳腺癌去世；还有大家非常喜欢的银幕女神英格丽·褒曼，也因为患乳腺癌于 1982 年去世，享年 67 岁。此外，复旦大学社会学系的女教师于娟，也因为乳腺癌 32 岁去世，去世前还曾写下网络上流传十分广泛的"复旦女教师抗癌日记"。

1. 饮食与乳腺癌

高脂高热量饮食是患乳腺癌的风险因素。有资料报道，妇女发胖后，患乳腺癌的危险性大大增加。绝经期前，超重者患乳腺癌的风险是体重正常者的两倍左右，肥胖者更高。而绝经期后，肥胖与乳腺癌的发病更为密切，超重和肥胖者危险系数大大增加。

我们可以通过体质指数 BMI 来了解自己的体重处于什么程度（参见本书 115 页"千金难买老来瘦吗"章节）。

2. 乳腺癌的高危险人群

初经年龄比较早	有乳癌家族史
停经年龄比较晚	45 岁以上
没有或较少生产经验	长期服用避孕药
肥胖	胸部出现肿块

3. 乳腺癌的自测

（1）首先目测，站在镜子前，双臂下垂，观察乳房的形状、大小、是否有凹陷。

（2）双臂上举，做同样的观察，若两侧乳房不对称，就应引起注意。

（3）放下手，用指腹由内上侧向内下侧、再由外下侧到外上侧依次按摸，连腋窝和锁骨附近也不能忽略。

（4）举起手，同样的方法再按摸一次。

4. 乳腺癌检查时间

对于没有绝经的患者来说，每个月月经开始的第 9 ~ 11 天为检查乳房的最佳时间；停经患者每个月取固定的一天检查。

5. 乳腺癌的治疗

乳腺癌的治疗方式有很多，包括手术、化疗、内分泌治疗、放疗、靶向治疗等等。乳腺癌患者的预后主要取决于以下四个因素，第一是发现得早晚；第二是疾病本身的特性；第三是治疗是否规范；最后是患者对综合治疗的顺应性。乳腺癌的第二个因素是改变不了的，而第一、第三和四个因素是可以有机会做到更好。乳腺癌的第一次诊断与治疗是非常关键的，直接影响到患者的预后。

随着乳腺癌早期普查以及综合治疗的开展，乳腺癌患者的预后越来越好，很多患者可以长期生存，因此越来越多的患者开始注重术后的生活质量。其中就包括乳房重建，重建在美国比较普遍，而在国内并不普及，只有近 5% 的患者选择进行乳房重建，但这一概率已比几年前大大增加。只是适宜的具体重建方式就因人而异了。

🥣 食管癌

食管癌是发生在食管上皮组织的恶性肿瘤，占所有恶性肿瘤的2%。食管癌死亡率仅次于胃癌，位居第二。

越来越多的研究显示，进食过烫与食管癌的发生有着密切的联系。由于人的食管壁十分柔嫩，只能耐受50℃～60℃的温度，超越这个温度，食管的黏膜就会被烫伤。若常常吃过烫的食品，如火锅、麻辣烫等，就会对口腔、食管、胃内黏膜构成严重损伤，如果黏膜损伤尚未修复又遭到烫伤，反复烫伤可构成浅表炎症或溃疡等病症。长此以往，就会引起黏膜质的变化，以至癌变。

要想远离食管癌，管住自己的嘴是最为简单的办法。包括改变不良的饮食习惯、戒烟戒酒、不要吃过烫的食物、少吃刺激性食物。少吃腌菜，不吃霉变的食物。多吃新鲜的蔬菜水果，增加机体对多种营养素，如维生素 A、维生素 C、维生素 E、核黄素、叶酸等的摄入。

对于长期吸烟、酗酒或者有慢性食管炎伴有不典型增生（特别是重度不典型增生）的高危人群，当出现吞咽食物有迟缓、滞留或轻微哽噎感、吞咽时痛感、食管内异物感等症状时，应警惕食管癌的可能，应及时去医院就诊。

🥣 胰腺癌

胰腺癌较难早期识别和治疗。胰腺癌患者的 5 年生存率较低，始终徘徊在 5% 左右。几十年来的临床流行病研究分析发现，胰腺癌好发于中老年人群，经济发达地区人群的患病率高于贫困地区，西方胰腺癌的发病率也远高于其他地区。目前，上海市的胰腺癌发病率已经高达到 12 ～ 14 人 /10 万，并呈现上升趋势。

吸烟是目前公认的对胰腺癌发病有确定作用的危险因素。国外大量前瞻性研究表明，吸烟的胰腺癌患者与非吸烟者死亡的危险比在（1.6～3.1）：1，吸烟量的多少与胰腺癌的发病呈正相关。因此戒烟的重要性不言而喻。

饮食习惯日益西化，甜食、肉食、油炸食物摄入过多，蔬菜、水果、粗粮摄入太少，与造成胰腺癌发病率不断上升密切相关。高脂肪、高蛋白质的"大鱼大肉"，尤其喜食加工过的肉类的饮食习惯增加了胰腺对致癌物质的易感性。肉类在加工过程会产生亚硝酸盐或杂环芳香族胺类等致癌物质，增加患胰腺癌的危险概率。

因此，不吃烧焦和烤糊的食品，尽量少食高脂、高油、油炸、多盐的食物，同时注意将谷类、豆类、甘薯等粗粮作为膳食的重要补充，每天多摄入一些新鲜蔬菜和水果，并在饮食中增加膳食纤维、维生素和必需矿物质的摄入量。

小贴士

★ 具有抗癌功效的食材

新鲜蔬菜：大蒜（头）、洋葱、花菜、西蓝花、芦笋、抱子甘蓝、卷心菜、苦瓜、菌菇、胡萝卜、番茄、莴苣、茄子、青椒、金花菜、荠菜、菠菜。

富含 ω-3 脂肪酸的鱼类：三文鱼、鲭鱼、金枪鱼（鲔鱼）等。

营养知识自测（单项选择题）

1. 过多食用下列哪种食物易诱发大肠癌？

A. 猪肉　　B. 青椒　　C. 蛤蜊

2. 中国人 BMI 超过多少即为超重？

A. 22　　B. 23　　C. 24

3. 下列哪种食物中亚硝酸盐含量最高？

A. 烧烤　　B. 话梅　　C. 剩菜

4. 过多食用下列哪种食物易诱发胃癌？

A. 猪肉　　B. 粗糙的食物　　C. 咸鱼

5. 下列属于白肉范畴的食物是 _____。

A. 羊肉　　B. 鱼肉　　C. 猪肉

本书自测题答案 1.A　2.C　3.B　4.C　5.B

243

养"肾"吃为先

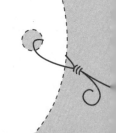

你知道吗

胡女士最近体检查出蛋白尿，想赶紧从饮食抓起，不让肾脏的负担加重。她把家里的食盐换成了低钠盐，不再吃自己喜欢的西瓜子等零食。想到杂粮米饭吃了总没坏处，她每次都加些红绿豆在米里一起煮。其实肾脏不好的人不仅要低钠，还要低磷，而豆类属于含磷较高的食品。

专家介绍

万燕萍

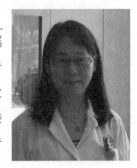

主任医师，硕士生导师，上海交通大学医学院附属仁济医院临床营养科主任。现任中国医师协会营养师专业委员会副主任委员，上海市康复医学会营养康复专业委员会副主任委员，中华医学会肠外肠内营养学分会委员，上海市营养学会理事，上海市临床营养质控中心专家组成员。

在肥胖病及各类慢性病（糖尿病、高血压、高血脂、肾病、痛风、脂肪肝等）的营养预防和治疗、各类危重病患者肠内外营养支持的应用等方面有丰富的临床经验。

🍵 认识肾脏

近年来，慢性肾脏疾病的发病率日益增高，据统计，美国的发病率高达 11%，而我国的发病率也高达 8% ～ 10%。在了解慢性肾脏疾病的开始，我们不妨先认识一下肾脏到底是什么样的。

1. 肾脏的构成

肾脏位于人体腹膜后脊柱的两侧，左右各一个，形状类似蚕豆。一般地说，正常成年人的肾脏平均长 10 ～ 12 厘米，宽 5 ～ 7 厘米，厚 2 ～ 3 厘米，男性肾脏重量为 100 ～ 140 克，女性的略轻。

虽然肾脏的重量不重，但是每侧的肾脏都包含有 100 万个肾单位，肾单位是组成肾脏结构和功能的基本单位。每个肾单位由肾小体和肾小管组成。肾小体内有一个毛细血管团，叫做肾小球。

2. 肾脏的功能

肾脏是人体的主要排泄器官，也是我们人体最重要的"净化"器官。人体通过肾脏产生的尿，可以将机体不需要的有害物质、代谢废物排出体外。

肾脏最主要的功能是生成尿液，当血液流过肾小球的时候，会滤出一种液体，叫做"原尿"。原尿通过肾小管的时候，肾小管将其中全部的葡萄糖和氨基酸、大部分水、盐和部分尿素重新吸收，送回血液，肾小管和集合管又可以把机体的代谢产物分泌到肾小管液中，如肌酐、氨等。经过不断的重复吸收与分泌，最终形成肾脏排出体外的尿液。一般正常人每天的尿量为 1000 ~ 2000 毫升，呈淡黄色，比重为 1.015 ~ 1.025。可见，肾脏在人体水分多的时候会减少水分吸收，增加尿量，在人体水分少的时候增加吸收，减少尿量，保持了体内的水分平衡。

人体的酸碱平衡也是由肾脏参与调节的。一般正常人的 pH 是 7.35 ~ 7.45。人体代谢中产生的酸性物质，肾脏会通过尿液把它排出体外，同时重新吸收碳酸氢盐，控制酸碱物质排出的量，维持人体酸碱平衡。

此外，肾脏还有调节血压的功能。当肾血流量增加时，肾小球滤过率也增加，致密斑部位释放肾素，从而使血压升高。而肾脏分泌的前列腺素通过扩血管效应利钠排水，达到降压目的。

★ 肾脏发出的警告

　　（1）水肿

　　肾脏发生病变时，最常见的体征就是水肿，一般水肿首先发生在身体组织松软的部位，比如面部或眼睑，随后多见于足踝、下肢甚至全身。

　　（2）高血压

　　肾脏受损容易导致高血压，或者伴有贫血、低蛋白血症等情况的发生。

　　（3）肾区疼痛

　　（4）排尿出现过多、过少、血尿、蛋白尿等异常情况

　　如果怀疑自己的肾脏健康，可以通过肾功能、尿常规、血常规、双肾超声等相关检查来帮助判断是否患有肾脏疾病。

患了肾病怎么吃

　　人体所需的三大营养素脂肪、碳水化合物和蛋白质的代谢产物都需要通过肾脏排出体外。在肾脏健康的时候，代谢产物可以顺利排出体外，但是一旦肾脏出现疾病，排泄功能就会出现障碍，体内的废物越积越多，从而加重疾病的发展。因此，学习科学的饮食搭配，对肾病患者大有帮助，哪些食物不宜吃，哪些食物要控制摄入，应该记在心头。在治疗的基础上合理调整饮食结构，才能达到较好治疗效果。

1. 蛋白质 VS 蛋白尿

提起肾病，很多人都听说过"蛋白尿"这个词，究竟这和摄入蛋白质有没有关系？是不是吃蛋白质多了会有蛋白尿？有了蛋白尿是该补充蛋白质还是控制蛋白质呢？我们不妨一一分析来看。

（1）什么是蛋白尿

蛋白尿常以尿液泡沫增多的形式被大家所发现，这也是肾脏疾病常见的症状之一。

肾脏的重要功能是过滤，肾小球的基底膜只能滤过小分子蛋白质，因此严格意义上来说，一般健康人的尿液中只会有非常微量的蛋白质。如果 24 小时尿液中白蛋白排泄量为 30～300 毫克，为微量蛋白尿。如果 24 小时尿中总蛋白质排泄量大于 150 毫克，才可初步判定为蛋白尿。

蛋白尿有两种，一种是生理性蛋白尿，另一种才是病理性蛋白尿。生理性蛋白尿是指健康人在剧烈运动、高热等情况下出现的暂时性蛋白尿，刺激消除后，蛋白尿也会随之消失。但如果是病理性蛋白尿，则是由于肾脏出现损伤所导致的。

* 病理性蛋白尿一般有以下 4 种类型 *

肾小球性蛋白尿	各种原发性和继发性的肾小球疾病，导致肾小球滤过屏障损失或缺陷后出现的蛋白尿
肾小管性蛋白尿	肾小管回吸收功能受损或肾管分泌增多时出现
溢出性蛋白尿	由于血浆中某种蛋白产生过多而被滤出，滤液中蛋白含量增多并超过了肾小管的吸收能力，因而产生蛋白尿
组织性蛋白尿	因炎症、中毒等损伤时，肾小管分泌的蛋白质增多

（2）合理摄入蛋白质

出现蛋白尿的时候，预示着肾脏有所损伤，此时不能过多摄入高蛋白食物，因为高蛋白饮食会增加肾脏负担，加速肾脏病的进展。但过少的蛋白质摄入会影响人体蛋白质的合成，从而造成低蛋白血症营养不良。因此要根据蛋白尿的程度和肾功能的情况调整饮食中的蛋白质摄入量。

小贴士

★ 肾病患者的蛋白质摄入量

由此可见，学习计算每天的蛋白质摄入量非常重要。一般地说，肾病患者每天的蛋白质摄入量需要按慢性肾脏病 K/DOQI 分期的蛋白质摄入标准计算。

每日摄入蛋白质量（克）＝标准体重（千克）×分期推荐蛋白质摄入量

标准体重（千克）＝身高（厘米）－105

＊ 慢性肾脏病 K/DOQI 分期（肾科标准）及推荐蛋白质摄入量 ＊

分期	肾小球过滤率 GRF（毫升／分钟）	推荐蛋白质摄入量（克）
1 期	≥ 90	0.8
2 期	60 ～ 89	0.8
3 期	30 ～ 59	0.6
4 期	15 ～ 29	0.4
5 期	＜ 15 或者透析	血液透析：1.2 腹膜透析：1.2 ～ 1.3

值得注意的是，因为肾病患者需要限制蛋白质的摄入，所以在计算总量的同时，还要考虑到蛋白质的营养价值。

蛋白质的营养价值取决于所含必需氨基酸的种类和数量。优质蛋白质所含必需氨基酸种类较全，应适量补充。优质蛋白质包括鸡蛋蛋白、牛奶及精瘦肉等。大豆、豆腐等豆制品植物蛋白则应相对少吃。

（3）蛋白质与总热量

热量摄入不足会导致体内蛋白质分解代谢增加，因此肾病患者在控制蛋白质的摄入同时，摄取充足热量也是很必要的。平时我们的主食一般都为大米，大米中的碳水化合物含量很高，但也有部分的植物蛋白，一般地说每 100 克大米含有蛋白质 8 克。对肾病患者来说，如果要保证充足的热量，单纯吃米饭，势必会导致植物蛋白摄入过多，优质蛋白摄入不足。

如果能选择山药、紫薯或南瓜这类热量高、蛋白质含量少的薯芋类、淀粉类食物替代一部分的主食，会是很不错的选择。麦淀粉是将小麦粉中的蛋白质抽离后获得的，其蛋白质含量从 9.9% 降低到了 0.6% 以下，如果用麦淀粉替代主食作为患者的每日供给热量主要来源，就可以减少主食这部分蛋白质的来源。从而达到在限量范围内提高优质蛋白质摄入量的条件。

2. 微量元素
（1）磷和钙的平衡

钙磷平衡对人体至关重要。钙是人体构成骨骼和牙齿的重要原料，还能维持神经肌肉活动并能参与调节体内多种酶和激素的代谢。磷是构成体内重要生物学大分子的原料之一，同时在热量代谢和物质代谢中起到非常重要的作用，还能调节人体的酸碱平衡。

人体内的钙质和磷质的均衡主要由肾脏控制，对于肾病患者而言，肾小球滤过率≤20毫升／分钟以下时，就会导致高磷血症，血磷过高又会引起血钙浓度过低。因此，肾病患者需要低磷饮食，同时应适当增加钙的摄入。

养生随堂考：哪种食物中的磷含量最高？

西瓜子、大豆、虾皮、牛瘦肉、牛奶、鸡蛋、大米

养生随堂考答案：虾皮＞大豆＞西瓜子＞牛瘦肉＞鸡蛋＞大米＞牛奶

（2）磷的来源

磷是蛋白质食品中含量最丰富的元素，因此降低蛋白质的摄入就可以直接减少磷的摄取。含磷高的食物主要有杂粮、豆类、海鲜类、坚果类、（干）菌菇类、内脏类等。此外在生活中还要注意，应尽量选择新鲜的肉类，吃饭的时候不要淋入肉汁，避免喝大骨头汤等含磷高的食物。

* 含磷较高的食物 *（100 克可食部）

动物内脏	猪肝、猪心、鸡胗、鸭胗
乳制品	乳酪
五谷及豆类	莲子、薏仁、糙米、全麦制品、小麦胚芽、栗子、红豆、绿豆、黑豆、蚕豆
坚果	花生、瓜子、杏仁、开心果、腰果、核桃、芝麻
其他	酵母粉、可可粉、鱼卵、碳酸饮料、海鲜类、（干）菌菇类

* 含磷较低的食物 *（100 克可食部）

谷类	馒头、米饭（蒸）
薯类 淀粉制品	粉丝、甘薯、玉米淀粉、小麦淀粉、藕粉
蔬菜类	山药、大白菜、丝瓜、青菜、胡萝卜、油麦菜、卷心菜、白萝卜、鸡毛菜、黄瓜、南瓜、茄子、番茄、杭白菜、西葫芦、冬瓜等
水果类	柚子、桃、梨、葡萄、苹果、菠萝、西瓜
肉类	鸡鸭肉、牛／猪瘦肉
鱼虾蟹类	基围虾、河虾、青鱼

（3）钙的补充

慢性肾病患者的活性 1,25 二羟基维生素 D_3 合成明显减少，影响钙离子吸收和代谢。所以定期补充一定剂量的活性维生素 D_3，平时多食优质钙源的食物也是很好的选择，如牛奶、鸡蛋、适量的牛瘦肉、猪瘦肉、河鱼等。

小贴士

牛奶是肾病患者的福音，牛奶中的优质蛋白占总蛋白的 80% 左右，必需氨基酸种类齐全，数量充足，而且氨基酸的构成比例合理，利于吸收。一般情况下，肾病患者每天喝 250 毫升的牛奶，吃一个去蛋黄的鸡蛋，再加上 60 克左右的瘦猪肉，就能满足身体对蛋白质的需求。

（4）控制钠的摄入

食盐的主要成分是氯离子和钠离子，其中，钠是人体重要阳离子之一，是维持人体血浆晶体渗透压的主要元素，也是人体体液缓冲系统的组成部分，维持体内的水盐平衡，并能维持神经肌肉的兴奋性。

肾病患者对钠的调节能力产生障碍，应该控制盐分的摄入，一般地说每天的盐分摄取为 2 ~ 3 克。

小贴士

★ 控盐有讲究

水肿和血容量、钠盐关系密切。每 1 克盐可以带进 110 毫升左右的水，肾脏患者如果食盐过多，会加重水肿的情况。

* 含盐量较高的食物 *

腌制食品	榨菜、酸菜、泡菜、梅干菜、雪菜、火腿、香肠、熏肉、鱼松、肉松、鱼干、皮蛋、咸蛋、卤味
罐头食品	酱瓜、沙丁鱼、午餐肉
冷冻加盐蔬菜	豌豆荚、青豆仁
其他	方便面、蜜饯、脱水水果、苏打饼干
调味品	酱油、腐乳、沙茶酱、豆瓣酱、味精、蚝油

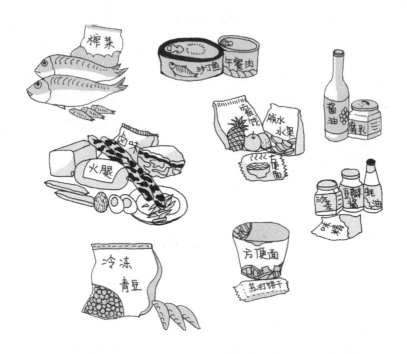

建议在购买包装食品时要仔细阅读食品标签上的钠含量（1克盐含有393毫克的钠）。低盐烹调会降低食物的口感，多尝试一些含钠低，但富有风味的调料也是不错的选择。比如胡椒粉、醋、五香粉、花椒、香草、陈皮、芥末、青柠叶、柠檬汁等。

（5）控制钾的摄入

肾脏患者在控盐的同时，还要注意钾的摄入。因为血液中如果钾含量过高，会形成高钾血症。高钾血症时，人的心脏肌肉会特别兴奋，产生心室颤动的现象，导致心搏骤停，威胁生命。

肾脏功能减退时，如果尿量减少，钾的排泄就会不顺畅，极有可能引起高钾血症，所以肾病患者要注意饮食中钾的摄入，不能过多。

＊ 含钾高的食物表 ＊

谷类	全谷类、小麦胚芽
奶类	各类调味奶
肉类	鹅肉、沙丁鱼
蔬菜类	深色蔬菜（菠菜、红苋菜、绿苋菜较高）、海带、胡萝卜、香菇（干）、蘑菇
水果	香蕉、龙眼、香瓜、枣
豆类	黄豆、蚕豆
坚果	腰果、南瓜子、葵花籽
其他	巧克力、可可、罐头类腌制食品

此外，市场上销售的低钠盐含有的钾比较多，应谨慎选择。

在烹饪时，可以将蔬菜多浸泡一段时间，然后再焯水后烹饪，可以减少钾的含量。土豆可以去皮切薄片浸水后再煮，也能减少钾的含量。

3. 喝水有讲究

肾脏是调节水分的器官，所以肾病患者的水分补充也是大有讲究的。如果有浮肿、高血压、蛋白尿等急性症状时，应根据尿量限制水分的摄取。

当肾功能减退或肾功能不全的时候，由于患者尿量增加，不但不能限制水分摄入，反而要根据尿量增加水分的补充。因为脱水会导致血液循环量降低，使肾脏的血流量减少，造成肾功能的恶化。

肾病患者每天的饮水量建议是：前一天的尿量加 500 毫升（冬季）或 800 毫升（夏季）。

对于水的选择，一般以白开水为佳。但是也有很多人问，肾病患者究竟能不能喝茶呢？

茶叶营养丰富，富含多种维生素，如脂溶性维生素 A、维生素 D、维生素 E、维生素 K，水溶性维生素 C、维生素 B_1、维生素 B_2、维生素 B_{11} 等，其中以维生素 B 和维生素 C 最为重要。而肾脏病患者如果维生素 C 摄入过多，大剂量的维生素 C 代谢成为草酸盐，可沉积于软组织（包括肾脏），加重肾脏负担。此外，茶叶中还含有丰富的矿物质，以 50% 钾盐和 15% 磷酸盐为主，其次为钙、镁、铁、锰、铝等。肾脏患者必须注意血钾、钙、磷，以防高钾血症、高磷血症。

但是，这也不意味着肾脏患者从此就与茶叶绝缘了。其实肾脏患者是可以喝茶的，但建议不喝浓茶，饮茶的频率比常人降低。一般喝茶时，茶叶的量在 1 克左右。

* 茶叶所含微量元素表 *

	钾 （毫克）	磷 （毫克）	钙 （毫克）	镁 （毫克）	铁 （毫克）	钠 （毫克）
1 克红茶	19.3	3.9	3.8	1.8	0.3	0.1
1 克绿茶	16.6	1.9	3.3	2.0	0.1	0.3
100 毫升茶水	6	1	2	3	0.1	3.9

肾病患者一日食谱举例

总热量 1782.8 千卡；蛋白质 51.7 克；脂肪 49.3 克；碳水化合物 282.5 克。

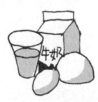

早餐

馒头 1 个（面粉 50 克）

牛奶 200 克

煮鸡蛋 1 个（50 克）

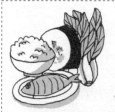

午餐

米饭 1 碗（生米 100 克）

清蒸鱼 65 克

冬瓜青菜 250 克（冬瓜 100 克 + 青菜 150 克）

烹调油 10 克

加餐

苹果 200 克

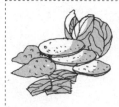

晚餐

麦淀粉饼（淀粉 150 克）

紫薯 50 克

瘦肉片 35 克

生菜卷心菜 250 克（生菜 150 克 + 卷心菜 100 克）

烹调油 10 克

说明：

此方案针对一名体重为 60 千克的慢性肾病患者，蛋白质按每天 0.8 克／千克供给。
如果是年轻人，身高较高，重体力劳动的，则适当增加每天 100 ~ 200 千卡；如果是老年人，身高矮的，轻体力劳动的，则适当减少每天 100 ~ 200 千卡。

● 营养知识自测（单项选择题）

1.以下哪种行为会诱发肾脏疾病？

A.憋尿　　B.适量运动

2.预防感冒可以保护肾脏。

A.是　　B.否

3.高血压患者更容易得肾病。

A.是　　B.否

4.肾病患者不能喝茶。

A.是　　B.否

5.肾病患者应该补充哪种物质？

A.维生素D　　B.磷

6.肾病患者应该减少热量摄入。

A.是　　B.否

本书自测题答案 1.A 2.A 3.A 4.B 5.A 6.B

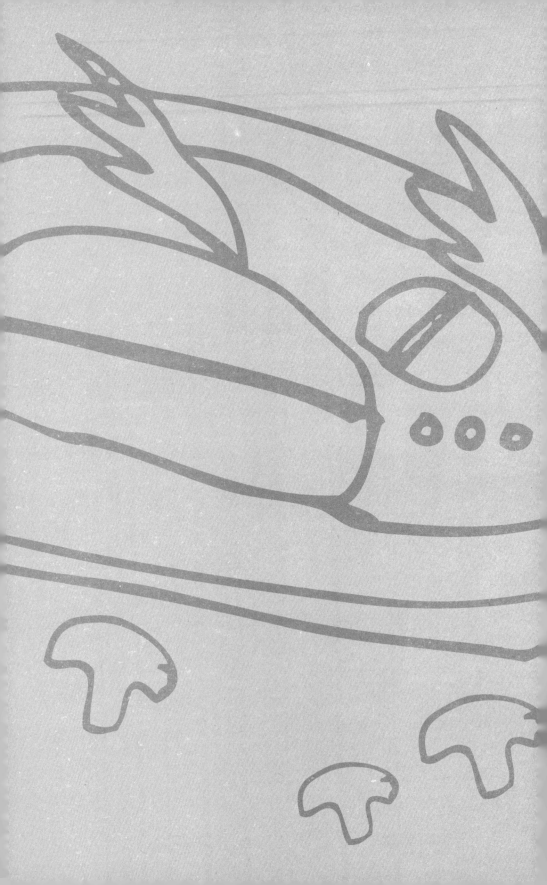

第 **4** 章

吃得更健康

天然有毒食物

你知道吗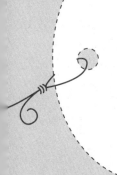

小张到云南旅游带回来新鲜的牛肝菌，既然是难得的美食，当然要和大家分享。他和几个朋友一起在家做了炒菌和菌汤，没想到当晚几个人都上吐下泻，不得不去医院挂水。没有熟透的菌类含有毒性，如果吃得太多，甚至会有生命危险。

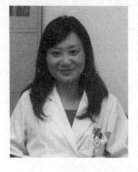

吴萍

副主任医师，医学硕士，同济大学附属同济医院营养科主任。

近 20 年来一直专注于营养与各种急慢性疾病（糖尿病、痛风、肾脏疾病、癌症及各种消化疾病等）的研究与防治，以及对这些疾病患者和特殊人群（孕妇、产妇、婴幼儿、青少年、老年人等）的营养宣教与咨询指导。

在食品安全问题已然成为国人心中挥之不去梦魇的当下，天然食物让人趋之若鹜。但是在阳光雨露下自然生长的天然食物就百分百安全吗？其实不然，就在我们的味蕾细细品味这些美食的同时，某些天然食物中含有的天然毒素也成了防不胜防的潜在威胁。这些毒素有的是由于存放的问题，有的是因为清洗不到位，还有的则是烹制方法不当，使得美味变身"毒物"，严重的还有生命危险。

豆类

----

1. 四季豆

天然食物讲求原汁原味，特别在当下，越来越多的人瞄准"新鲜"，担心过分烹调会造成营养的流失，因此生吃或者半生不熟吃，就成了一些人一味追求的标准。殊不知，很多食物未经煮熟煮透，隐藏在其中的有毒物质也被保留下来了。最典型的就是我们餐桌上常见的四季豆，南方称刀豆。特别在集体食堂，因四季豆未煮熟而导致中毒的事件每年都有发生，必须送到医院急诊室进行紧急救治。

烧过四季豆的主妇们肯定知道，四季豆本身就很难熟。加上集体食堂加工量大，翻炒不均，四季豆受热不匀，更加不易烧透焖熟。有的饭店里，厨师贪图四季豆颜色好看，特地不把四季豆煮透，导致中毒事件发生；而有的厨师知道有这样的危险存在，于是先把四季豆在开水中焯一下，然后再用油炒，认为两次加热就保险了，实际上哪一次加热都不彻底，最后还是没把毒素破坏掉，结果不幸的事情就发生了。

那么，四季豆里的毒究竟是什么毒呢？答案是：豆中的皂素、凝血素、亚硝酸盐和胰蛋白酶等物质。

皂素会强烈刺激人的消化道，凝血素具有凝血作用，而亚硝酸盐和胰蛋白酶可刺激人体的肠胃。这些毒素经过高温焖煮后是可以被破坏的，但如果没有煮熟煮透，就会使人中毒。其潜伏期一般为数十分钟，不超过5小时，主要表现为胃肠炎症状，如恶心、呕吐、腹痛和腹泻，另外还伴有头晕、头痛、胸闷、出冷汗以及心慌，胃部有烧灼感。大部分患者白细胞增高，体温一般正常，病程一般为数小时或1～2天。

也许有人会问，难道四季豆就不能吃吗？那当然不是。大家只要掌控好几个关键点，它还是安全的。首先，四季豆不能挑老的四季豆，因为老的四季豆和嫩的相比，非但口感差，毒素也相对较多。其次，四季豆买回来以后，一定要把两头和边筋摘掉，这两个部位也是相对含毒素较多的。第三，烹调时，红烧四季豆是最保险的吃法，在烧的时候，每一锅四季豆的量不应超过锅容量的一半，用油炒过四季豆以后，加适量的水，盖上锅盖焖10分钟左右，并用铲子不断地翻动四季豆，使它受热均匀，彻底熟透。

如果一定要追求凉拌的爽脆，记住一定要把四季豆先煮透，基本以豆子失去原有的生绿色为准，食用时以没有生味和苦硬感为准。千万不能用开水焯一下就凉拌，更不能用盐拌一拌就生食。

2. 黄豆

说到豆的毒素，不能不说一下另一种豆——黄豆，这里单指豆浆的错误吃法。

早上在街边买杯豆浆，就着点心边走边吃，是很多上班族的常规动作，可是又有多少人会留意自己喝下的豆浆是否煮熟？要知道，热与熟是不能划等号的。豆浆的隐患就在于，它存在一种特有的"假沸"现象。当豆浆加热至80℃左右时，黄豆里的皂素会受热膨胀，产生很多泡沫，这就是一种"假沸"现象。饮用这种豆浆即会引起中毒，通常在食用0.5～1小时后发病，主要还是出现胃肠炎症状。所以为了防止饮用生豆浆中毒，在煮豆浆时，出现"假沸"后还应继续加热，直至100℃，没有泡沫为止，然后再用小火煮10分钟左右，这样将有效滤除皂素等有毒成分，这才是可以放心饮用的营养价值高且不含胆固醇的豆浆了。

值得放心的是，家用的豆浆机一般不会存在这个问题。

 # 薯类

1. 马铃薯

不论南方北方，马铃薯，也就是土豆，是餐桌上的常见菜。马铃薯含有大量的淀粉，可以替代主食。其蛋白质和维生素 C、维生素 B_1、维生素 B_2 的含量也比苹果高得多，钙、磷、镁、钾等矿物质含量也很丰富，尤其是钾的含量，可以说在蔬菜类里排第一位。而且它还含有大量的膳食纤维素，有预防便秘和防治癌症等作用。

有经验的人都知道，发芽的马铃薯是不能吃的，因为吃了有可能中毒。这是因为发芽厉害的马铃薯，芽眼、芽根中的龙葵素含量急剧增高，可达到平时的 40 ~ 70 倍，人体食入龙葵素 0.2 ~ 0.4 克即可引起中毒。所以发现发芽或皮肉呈黑绿色的马铃薯，最好不要食用。当然，如果实在不舍得扔掉，可剔除芽及芽眼周围发黑发青的部分，去皮后用水浸泡 30 ~ 60 分钟，烹调时加些醋，以破坏残余的毒素。

2. 木薯

马铃薯是我们餐桌上的"常客"，但是有些偏门的薯类，人们可就知之甚少了，因此也就容易中招。前不久热播电视剧《甄嬛传》中提及的木薯就是其中之一。剧中，年幼的温宜公主所服用的马蹄羹被人换成了木薯粉，然后日夜啼哭不思饮食。那么，木薯的毒哪里来的呢？木薯作为世界三大薯类之一，广泛

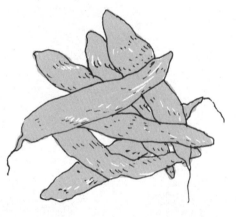

被制作成木薯粉，可供食用或工业上制作酒精、果糖、葡萄糖等，还用作烹饪时勾芡用的淀粉。尽管木薯的块根富含淀粉，但其全株各部位，包括根、茎、叶都含有毒物质，而且新鲜块根毒性较大。因此，在食用木薯块根时一定要注意。

木薯含有的有毒物质为苦杏仁苷，如果摄入生的或未煮熟的木薯或喝木薯煮的汤，都有可能引起中毒。因为其中所含的亚麻仁苦苷或亚麻仁苦苷酶经胃酸水解后产生游离的氢氰酸，从而使人体中

毒。一个人如果食用 150 ～ 300 克生木薯即可引起中毒，甚至死亡。所以在食用木薯前要先去皮，用清水浸薯肉，使氰苷溶解。一般浸泡 6 天左右就可去除 70% 的氰苷，再加热煮熟，即可食用。

同样在《甄嬛传》中还提到，安陵容是死于服食过多的苦杏仁。值得注意的是，这里说的苦杏仁，并不是我们常见的甜杏仁。这两者是有显著区别的，苦杏仁苷在苦杏仁中含量比甜杏仁高 20 ～ 30 倍。

甜杏仁可以当零食，而苦杏仁却是一种剧毒物质，对人的最小致死量为 0.4 ～ 1 毫克 / 每公斤体重，一般都是以药用为主。

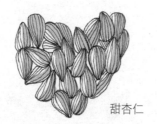
甜杏仁

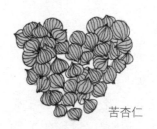
苦杏仁

举一反三，很多水果的果肉不含毒素，但是果核和种子里却含有苦杏仁苷，食用时一定要慎之又慎。

小贴士

以下食物的核仁含有苦杏仁苷，食用要多加注意：
　　苹果、桃、杏、梨、李子、琵琶、梅、樱桃

蔬菜

1. 隔夜菜

　　如今，随着养生知识的普及，大多数人都知道隔夜菜不能吃。其实"隔夜菜"并不单指隔夜的菜，凡是煮熟后放置时间超过 8 ~ 10 个小时，就算"隔夜菜"了。国内外多项实验证明，如果将同一品种的烹饪过的蔬菜和新鲜蔬菜在完全相同的条件下放置一段时间，就会发现烹制的蔬菜由于组织已经被破坏，很容易受空气中微生物酶的作用，将蔬菜中的硝酸盐还原为亚硝酸盐，所以熟菜中亚硝酸盐的含量明显高于新鲜菜。

　　如果过量摄入含硝酸盐及亚硝酸盐的蔬菜或误食亚硝酸盐，会将人体内正常的血红蛋白氧化成高铁血红蛋白，从而引起组织机体缺氧，会让人出现面色发青，口唇紫绀，静脉血呈蓝紫色等，此时应该立即给予吸氧，如果中毒时间短，还要及时予以洗胃处理，应用美兰、维生素 C 等解毒剂治疗。对于心肺功能受影响的患者还应对症处理，如用呼吸兴奋剂，纠正心律失常等药物。怎样才能预防亚硝胺中毒呢？其实很简单，蔬菜最好鲜做鲜吃，煮熟的蔬菜不宜久闷存放。

小贴士

　　0.2 ~ 0.5 克的亚硝酸盐就足以让成人中毒，而最小致死量则为 1 ~ 5 克。

2. 腌菜

除了隔夜菜有问题，还有一种菜的毒素已经被很多人认识了，那就是腌菜。在物质匮乏的年代，腌菜的目的是为了延长蔬菜的贮藏及食用期，来弥补食材的不足，但这种形式也慢慢演变成一种饮食文化。而如今韩国菜进入我国市场后，许多主妇如法炮制，自己制作"韩国泡菜"来食用。实际上，泡菜腌制后，什么时候食用是非常有讲究的。

一般来说，蔬菜从腌制开始，亚硝酸盐的含量慢慢升高，到第7～8天的时候，腌菜中的亚硝酸盐含量达到顶峰，15天后，亚硝酸盐含量又开始下降，20天后降至最低。

所以，腌菜要么在腌制4个小时之内食用，要么在腌制15天后再吃，而且吃前最好再洗一下。另外，吃腌菜时不妨加点葱、姜、蒜、辣椒汁、柠檬汁，这些物质都能降低亚硝酸盐的含量。

青皮红肉类鱼

青皮红肉鱼主要指的是三文鱼、金枪鱼这些深海鱼。这些鱼身体呈梭形或纺锤形，头尖口大，背部青黑或青蓝色，腹部白色或淡黄色，鱼肉发红色，因此被统称为青皮红肉鱼。

现在都宣传深海鱼的好处，其实忽略了它们所含的"毒素"。青皮红肉鱼体内的组氨酸含量都是很高的，当这些鱼不新鲜甚至腐败时，在细菌如组胺无色杆菌所产生的脱羧酶作用下，组氨酸脱羧基产生组胺。而人体内的组胺如果积蓄到一定量时，就容易导致过敏性中毒。

组胺中毒的特点是发病急、症状轻、恢复快。潜伏期一般在1小时内，最短的只有5分钟，最长的也不过4小时，主要表现为脸红、头晕、头痛、心跳加快、脉快、胸闷和呼吸促迫、血压下降，个别患者出现哮喘。

不过预防青皮红肉鱼食物中毒的方法也很简单，两大妙招即可轻易化解：

第一招，巧选购。不买鱼眼发红发亮、颜色发暗、肉无弹性的鱼。如果发现鱼的腹部不完整，有破处或露刺情况也不要购买。如果用手摸感觉鱼肉不够硬实、缺乏弹性、有发黏感，也不要购买。另外，这类鱼在出售时应冷藏或冷冻，如果非冷藏或冷冻也不要购买。

第二招，巧烹调。为保持鱼肉的新鲜度，这些鱼买回来后应及时烹调。烹调前应去内脏、洗净，切段后用水浸泡 2～3 小时，然后红烧或清蒸、酥闷，不宜油煎或油炸，可适量放些雪里蕻或红果（也就是山楂），烹调时再加点醋，可以使组胺含量下降。

 # 芦荟和野菌类

1. 芦荟

近年来，许多人把芦荟作为美容食物大加推荐，把山野菜、野菌当作延年益寿的美味，殊不知弄不好会出现中毒事件。芦荟的成分主要含有大黄素苷（类似泻药大黄的物质），一旦进入肠道就会发挥刺激性下泻作用，而在所有大黄苷类泻药中，要数芦荟的刺激性最强，在下泻的同时，还往往伴有显著腹痛和盆腔充血。因此，若内服芦荟过量，就会刺激胃肠黏膜，从而引起消化道一系列毒性反应，严重者则可能引起肾炎。准妈妈服用过量还容易引起流产。有资料表明，芦荟中毒量为 9～15 克。即便中医用药也应限制在 5 克以下，而且不能长期服用，一般连吃 3 天到一周就要停服。所以说，一盘凉拌芦荟或炒芦荟都有可能使一家人中招。

2. 野菌类

同样，食用山野菜、野菌最为要紧的是首先要辨认是否有毒，即使是可以食用的山野菜、野菌也一定要经过去毒处理，并确认无毒才可放心食用。食用鲜野菌最好采用蒸煮，不宜炒食，而且煮沸的时间一定要长。一般煮沸需要 90 分钟，使菌熟透方可食用。野菌经过久煮可以挥发出其菌内所含有毒的成分，降低毒素。建议对鲜野菌的食用量不宜一次食得过多。

教大家两招简单鉴别野菌是否有毒的方法：在煮野菌的时候，在锅内放进几粒白米饭。如果白米饭变黑，说明那是有毒的，如果米饭没有变黑，那就是无毒，可以食用；或者可以把野菌丢入水中浸泡 10 多分钟，若清水变浊或呈牛奶状混浊，则说明有毒。

● 营养知识自测（多项选择题，每题至少有一项是对的）

1. 食用烹制不当的蚕豆，可能引发"蚕豆病"？

A. 是　　b. 否

2. 下面哪项服用后可能引起中毒？

A. 杏核仁　　B. 李核仁　　C. 桃核仁　　D. 樱桃核仁　　E. 枇杷仁

3. 泡菜腌制多久最适宜食用？

A.7 天内　　B.7 ～ 8 天　　C.9 ～ 15 天　　D.15 ～ 20 天　　E.20 天以上

4. 新鲜的金针菜中含有毒成分"秋水仙碱"，但其在高温 ___ 度时便可减弱或消失。

A.60 度　　B.70 度　　C.80 度　　D.90 度　　E.100 度

5. 扇贝生蚝等海鲜，何种吃法比较安全？

A. 生食　　B. 清蒸　　C. 烧烤

6. 豆浆煮到冒泡即可食用。

A. 是　　B. 否

本书自测题答案 1.B　2.A,B,C,D,E　3.E　4.A　5.B　6.B

食物相生相克吗

你知道吗？

很多人把网上流传的"食物相生相克表"贴在冰箱或橱
柜的醒目位置，例如"螃蟹不能和柿子同吃""菠菜豆
腐一起吃不吸收"，这些所谓的常识并不全都是正确的，
请看营养专家的具体案例分析。

专家介绍

孙建琴

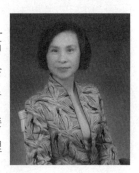

主任医师，博士生导师，复旦大学附属华东医院临床营养中心主任。目前担任国家卫生与计划生育委员会营养专业标准委员会委员，中国保健食品评审委员会专家，中国营养学会常务理事，中国老年营养分会主任委员，上海市营养学会副理事长，上海市食疗研究会副理事长兼秘书长。

擅长各种疾病的营养治疗、各类人群营养风险筛查评估及健康管理等。

打开电脑上网，只要搜索"食物相生相克"，就会看到成百上千个网页，罗列出了许多食物不能同时食用的"原则"。这些原则强调，一旦同时吃了两种相克的食物，轻则生病，重则死亡。许多看了这些食物相克表的人都会将其记录下来，还有人把它打印出来，贴在厨房里，就怕做饭的时候，一不留神，把食物变成了"毒物"。

那么，在我们营养科医生的眼里，这样类似起化学反应的相生相克，究竟有没有道理呢？

答案是否定的。

我们的人体是一个精密的仪器，时刻保持着动态平衡，也正因为人体的复杂，我们不能把简单的化学实验，刻板而机械地套用在人体内。要知道，人体的消化道并不等于试管，食物也不等于做实验的纯化学品。而且任何一个化学实验的完成，对反应物的成分纯度、反应环境的温度和反应时间都有着很高的要求，所以网传的食物相克表，很大的程度上是一种误解。

接下来，我们就逐一探究一下三个流传最广泛的"食物相克原则"吧。

虾和维生素 C 相克吗

2011 年，有一则新闻在网上传得沸沸扬扬，许多人看了以后都胆战心惊。传说在我国台湾地区，有个女生七窍流血猝死，死因非常可疑。经警方的化验调查，判定女孩是死于砒霜中毒。破案过程中，有一位医学院的教授参与协助，他在分析了女孩胃中残留物之后得出结论，这些砒霜并不是女生服用下去的，而是在她的胃里合成产生的。

随后警方继续展开调查，发现死者生前每天会补充维生素 C，事发当晚她恰巧吃了很多虾。而美国芝加哥大学的研究员实验发现，虾的体内含有浓度很高的五钾砷化合物。虽然这种物质进入人体内后是没有毒的，但是它在维生素 C 的作用下会变成有毒的三氧化二砷，而这，就是大名鼎鼎的砒霜！"所以虾和维生素 C 是相克的，绝对不能一同服用。"

类似的情节甚至还被艺术加工，出现在了一些影视作品中。许多人都相信，吃虾的同时服用维生素 C 等于在吃砒霜。但其实从科学的角度仔细分析，不难看出这则流言的谬误。

1. 砷元素是什么

了解剧毒药砒霜之前，我们首先要了解一下砷元素。

砷的元素符号 As，原子序是 33。砷在自然界中主要以硫化物的形式存在，如雌黄和雄黄。一般来说，砷以三价和五价状态存在于生物体中。

由于砒霜太过有名，所以我们通常一听到砷，就把它和剧毒物划上等号。但事实是，很多学者也认为，砷是一种人体必需的微量元素。在动物实验中，如果饲料里缺乏砷，羊、猪、鸡会出现生长滞缓、怀孕减少的情况，死亡率也比较高。

统计数据显示，一般世界各地，人们的砷摄入量在 12 ～ 40 微克，摄入海产品较多的人，可以达到 195 微克。所以在人体内，尤其皮肤、指甲和毛发中都含有一定的砷，微量的砷并不可怕。但是砷的某些形态的确有毒，其中有机砷的毒性要远远小于无机砷，五价砷的毒性也要小于三价砷。

2. 虾里是否含有砷

其次我们来看看以虾为代表的海洋生物中的砷含量和存在形式。20 世纪以来，专家们就在海洋动物和植物中发现了高浓度的砷的存在，但是其中主要的形态都是有机砷。

比如鱼类的体内是以砷甜菜碱居多；软体动物体内砷甜菜碱和砷糖是最主要的成分；海藻中砷糖占绝大多数。整体分析，无机砷的含量在海洋动植物体内非常低，一般不超过总砷的 1%。根据 1982 年，我国"食品污染协作组"的调查资料显示，我国海虾平均总砷含量为 26.2 毫克／千克，其中无机砷的平均含量是 0.34 毫克／千克。可见，海虾体内绝大部分的砷都是无毒的有机砷，无机砷的平均含量只占其中的 1.3%。而且根据国内外海洋生物中各种砷的形态测定和统计，海虾当中并不含有五价砷。那么，既然没有五价砷，维生素 C 和什么反应产生砒霜呢？

3. 砒霜能在体内生成吗

当然退一万步来讲，即便海虾中存在极其微量的五价砷，根据我国制定的砷含量标准，生鲜甲壳类中，无机砷的含量应小于等于1毫克／千克，以此来计算，即便1毫克／千克的无机砷全部都是五价砷，而且人体全部摄入吸收并在体内转化为三价砷。如果要达到砒霜100毫克的致死量，那么这个人需要吃上150斤的虾。同时还需要保证胃部的温度达300度，并且反应很长的一段时间，砒霜才能够形成。由此可见，这绝对是一个不可能完成的任务。

当然，现实生活中真的有不少人吃了很多海鲜和水果后觉得肠胃不舒服。那我们要仔细分析的是，这究竟是暴饮暴食引起的肠胃炎、消化不良，还是传说中的食物相克呢？相信聪明的读者一定自有答案。

牛奶和水果——天敌还是绝配

小贴士

★ **养生习惯小调查**

牛奶是我们每天都会饮用的食品，它的营养价值是很多食品难以替代的。每100克的牛奶能提供54千卡的热量，含有3克的蛋白质、3.2克的脂肪和3.4克的碳水化合物。此外还能为人体提供丰富的钙质和多种。

那么在喝牛奶的时候，如果让你挑选一样和牛奶搭配，最有利于吸收的食物，你会在香蕉、红茶、咖啡、橙子、鸡蛋和红豆当中，选出哪一样呢？

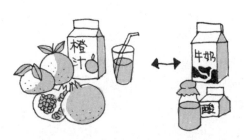

　　网上一直流传着"牛奶不能与水果同食"这样的说法。强酸性的水果和果汁是牛奶的天敌。比如橘子、橙子、酸石榴或者橙汁、果子露等都含有丰富的果酸，与牛奶同吃后，牛奶中的蛋白质会与果酸很快结合形成较硬的凝块，消化吸收比较困难，所以应在喝牛奶一小时以后再吃。

　　许多人因此在餐桌上让牛奶和水果"老死不相往来"，甚至有人抱怨喝了牛奶之后吃水果，肠胃就不舒服起来。那么水果和牛奶到底克不克呢？

　　如果在一个玻璃缸中倒入鲜榨橙汁，再倒入牛奶，静静放置几分钟，可以看见牛奶会满满凝结成絮状，也就是说，网上所传说的牛奶遇到酸性的果汁会凝结成块，的确是真实的。

　　但是这样真的会影响消化吸收吗？

1. 牛奶是如何被吸收的

　　说到吸收，我们首先要了解一下牛奶中凝结的到底是什么？其实凝结的是蛋白质。我们知道蛋白质是构成生命的基础，人体内的一切组织细胞都要由蛋白质组成。从结构上来说，蛋白质是由碳元素、氢元素、氧元素、氮元素和硫元素等构成的。

　　如果把蛋白质继续分解，我们会得到一种叫氨基酸的物质，也就是说，蛋白质其实是由氨基酸所构成的。氨基酸的种类不同，我们得到的蛋白质也不同，一般地说，蛋白质呈现的形状也各不相同，有链条形、螺旋形、球形等等。

蛋白质的这种立体结构其实并不稳固，它对环境非常敏感，如果遇到加热、强酸和强碱的作用，它的自然形态就会发生变化，这个就叫蛋白质的变性。

生活中，蛋白质的变性非常常见，比如买来一块猪排煎熟，新鲜的红色会变成咖啡色，这就是肉所含有的蛋白质变性了。还比如把鸡蛋放在水里煮熟，透明的蛋清会凝结成白色的固体，这也是蛋白质的变性。

这里我们不由要提出一个疑问，如果没有加果汁的牛奶被我们喝到胃里，它会变成什么模样呢？

我们的胃每天都会生成2升左右的胃液，而胃液的主要成分之一就是盐酸，所以人在空腹时，胃液的pH小于2，一般在0.9～1.5之间，这可是一种酸度很高的强酸。如果要知道牛奶在胃中的形态，我们不妨在玻璃缸中倒入一定的牛奶，再加入白醋，因为白醋的pH为2～3之间，可以模拟出胃部的一个大致环境。而在这样的实验中，我们也可以清晰地看到，这一缸牛奶和刚才倒入果汁的那缸牛奶一样，也凝结成了絮状。

如果按照网络的判断，难道喝牛奶本身就是为了让蛋白质不消化吗？答案当然是否定的。因为凝结成絮状，也就是刚才介绍过的蛋白质的变性，恰恰是消化蛋白质的第一步，它能提高蛋白质的利用率。此外，牛奶在胃中形成的乳凝块，可以延缓胃排空的时间，让食物充分和蛋白酶接触，提高了消化的效率。

常识告诉我们，生肉比熟肉好消化，酸奶比牛奶好消化，这些恰恰是利用了蛋白质的变性，让我们的消化系统更好地去吸收食物中的营养成分。

由此可见，酸性的水果并不会降低牛奶的吸收，相反，它还能促进牛奶的吸收，它们不是天敌，恰恰是绝配。

★ 牛奶应该怎么喝

如果想要牛奶吸收充分，建议不要空腹喝。因为经过一个晚上的休眠，胃已经排空了，这时喝牛奶会造成胃排空更快，导致一些蛋白质来不及消化，同时在小肠的一些氨基酸来不及吸收就被排入人体的大肠，造成营养成分的损失。所以早上喝牛奶前，应该吃一些淀粉比较多的主食，搭配水果，就是一顿非常营养的早餐了。

老年人临睡前也是喝牛奶的好时机，因为牛奶中含有促进睡眠的色氨酸，还有一种具有类似镇静作用的天然吗啡物质，这些都能帮助入睡。此外，牛奶中的钙也有消除紧张情绪的作用。

睡前喝牛奶对钙的吸收也特别有帮助。因为人在入睡后，血钙的水平会逐渐降低，人体的骨组织会自动将一部分钙盐溶解到血液里去，以保持血钙的平衡，如果临睡的时候喝些牛奶，牛奶中的钙可以慢慢被血液吸收，血钙得以补充，人体就不用溶解骨中的钙了，这就防止了骨流失和骨质疏松症。

有些人喝牛奶会胀气腹泻，那是乳糖不耐受的表现。研究表明，如果从儿童时期养成喝牛奶的习惯，会减少乳糖不耐受的发生。所以每天从50毫升，甚至更少量的牛奶开始喝起，每天再分成2～3次饮用，同时搭配一些其他食品，就可以减少乳糖不耐受的发生。当然改喝酸奶也是个非常聪明的选择，因为酸奶当中的乳糖经发酵以后会减少一些。慢慢调整后，肠道就会习惯乳制品。

菠菜和豆腐相克吗

　　网上流传的食物相克攻略中是这么介绍的，菠菜富含草酸，进入人体后电解出的草酸根离子会沉淀钙离子，豆腐的钙含量丰富，两者一起煮或者一起吃，会妨碍人体吸收钙，形成的白色沉淀物还容易使人患上结石症。

　　那么这是真的吗？

1. 豆腐里的钙

　　豆腐有很多种，其中的钙含量相差很大。比如内酯豆腐的钙含量就比较少，南北豆腐的含量略高，最高的是豆腐干。而且更重要的是，豆腐中的钙并不是以离子钙的形态存在的，而是和蛋白质形成螯合钙的状态存在。所以，菠菜里的草酸根离子很难与之结合。食物不是精纯的提炼物，更不是化学药品，发生任何化学反应都需要浓度和温度，人体维持的动态平衡，更不是这样一个"相克"就能影响的。

2. 菠菜的妙用

　　由此可见，菠菜和豆腐并不是不能搭配，做菜的时候如果先将菠菜在沸水中汆一下，就可以去除 70% ～ 80% 的草酸。甚至还有美国的专家建议，把高钙食物和含草酸的食物一起吃，以促进草酸在肠道中形成沉淀物，避免草酸钙被人体大量吸收而进入肾脏排泄。

　　此外，菠菜富含维生素 K，微量元素钾和镁的含量也很高。如果你是蛋白质摄入很多的"肉食族"，人体的钙排泄会增加。这个时候，吃些菠菜调整体内镁的含量，还能减少钙的流失。加上维生素 K 又能促进人体骨钙素的合成，吃菠菜反而有提高补钙的效果。

食物的相生

比起以讹传讹、谬误不断的"食物相克"说，食物相生倒是准确而实用的。因为我们人体的饮食结构本来就最推崇多样化的，所以食物的相生恰恰能促进食物多样化的推进。一般地说，每天摄入的食物如果能超过 20 种，甚至达到 30 种以上，那就再好不过了。

如果有时间和精力，最好开始花一周时间将自己每餐的饮食记录下来，慢慢就可以分析出自己是否能满足食物多样化的要求，饮食结构是否合理也能一目了然。

● 营养知识自测（单项选择题）

1. 你是否有每天记录食物品种类别的习惯？

A. 是　　b. 否

2. 一个人每天应该摄取多少种食物？

A. 10 种左右　　B. 20 种左右

3. 水果不能和海鲜同吃吗？

A. 是　　B. 否

4. 果汁搭配牛奶会影响吸收吗？

A. 会　　B. 不会

5. 菠菜和豆腐一起煮会影响钙质吸收吗？

A. 会　　B. 不会

本书自测题答案 1.A　2.B　3.B　4.B　5.B

平衡 "卡路里"

你知道吗❓

就像《BJ 单身日记》中的女主角一样，小华每天都会记下自己一天吃的食物，并换算卡路里。但是一直没有明显的瘦身效果。她觉得纳闷：我连花生酱都买了低脂的呀。其实"低脂"不等于"低热量"，花生酱如果标明低脂，很可能含有反式脂肪酸，对健康反而造成威胁。

专家介绍

万燕萍

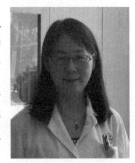

主任医师，硕士生导师，上海交通大学医学院附属仁济医院临床营养科主任。现任中国医师协会营养师专业委员会副主任委员，上海市康复医学会营养康复专业委员会副主任委员，中华医学会肠外肠内营养学分会委员，上海市营养学会理事，上海市临床营养质控中心专家组成员。

在肥胖病及各类慢性病（糖尿病、高血压、高血脂、肾病、痛风、脂肪肝等）的营养预防和治疗、各类危重病患者肠内外营养支持的应用等方面有丰富的临床经验。

什么是卡路里

卡路里（简称卡，缩写为 cal），由英文 Calorie 音译而来，其定义为将 1 克水在 1 大气压下提升 1℃所需要的热量。卡路里（calorie）是热量单位，现在仍被广泛使用在营养计量和健身手册上。国际标准的热量单位是焦耳（joule）。

卡路里是一个热量单位。我们往往将卡路里与食品联系在一起，但实际上它们适用于含有热量的任何东西。例如，4 升汽油含有约 3.1 千万卡路里的热量。利用 217 个"巨无霸"大号汉堡中的卡路里，能够驾车行驶 35 千米。当然，这只是一个比喻。正如电脑要耗电，卡车要耗油，人体的各生理活动及日常活动也要消耗热量。

人类通过吸收动植物（糖、脂肪、蛋白质、矿物质、维生素、水）

在体内进行物质代谢氧化释放热量，供人体一切生命活动所需的热量。

一些读者或许会觉得，许多电视、广播节目、健康书籍都在介绍卡路里，自己对卡路里已经非常了解了。那这里就要考考大家了：100 卡路里（cal）、100 大卡（C）和 100 焦耳（J），哪个热量最高呢？看到这个题目，很多人第一反应或许是，这题目出错了吧？卡路里和大卡不是一回事吗？这里正是要纠正很多人的一个误区！三个热量单位之间正确的换算公式应该是：1 大卡（C）=1000 卡路里（cal）≈ 4186 焦耳（J）。知道了这三者之间的关系，题目的答案也清楚了，代表热量最高的就是 100 大卡（本书统一用"千卡"）。

卡路里来自哪里

供人体日常活动所需的热量有三种来源：碳水化合物、蛋白质和脂肪。碳水化合物产生热量 = 4 千卡 / 克；蛋白质产生热量 = 4 千卡 / 克；脂肪产生热量 = 9 千卡 / 克。

如果消耗量等于所摄入的热量，体重就保持不变；如果消耗量大于摄入的量，体重就会减轻；反之，则体重增加。

虽然机体保持正常功能需要一定量的脂肪（充足的脂肪可以帮助机体吸收消化的维生素），但是长期过量摄入脂肪则会引起严重的健康问题。美国食品与药品管理局建议每天摄入的卡路里中脂肪的比例不能超过 30%。因此，如果我们每天摄入 2000 卡路里，那么来自脂肪的部分最多只能为 600 卡路里，即每天 67 克脂肪。但是，现在很多医生和营养学家将肥胖或有慢性病（高血压、糖尿病、冠心病等）的脂肪卡路里上限设为每日卡路里摄入量的 25%。对于 2000 卡路里的食谱来说，这就表示每天可以摄入 56 克脂肪。

每人每天需要摄入多少卡路里

热量过多不好，过少也不行，我们人体的日常活动需要热量的支撑。不同的人，每天需要摄入的热量也是不同的。就好比我们和姚明每天需要摄入的热量肯定是不一样的，整天坐办公室的白领和体力劳动者所需的热量也是不同的。那我们怎样才能知道自己一天需要摄入多少热量呢？这在营养学上，有一个复杂的计算公式，但为了让大家计算方便，我们可以用标准体重（千克）乘以相应年龄段的热量数值（2～12岁选用正常儿童的均值体重）。

年龄（岁）	体重（千克）	所需热量（千卡／日）	蛋白质（克／千克·日）	脂肪（%）	钙（毫克）
2	12～14	体重（千克）×60-80	2.5		
3	14～16		2.5		
4	16～18	体重（千克）×60-70			
5	18～20	体重（千克）×60	2.0～2.5		
6	20～22				600
7	22～24			25～30	～
8	24～28		1.5～2.0		1000
9	26～30	体重（千克）×50-60			
10	30～34				
11	34～38		1.2～1.8		
12	38～42	体重（千克）×40-50			
成年人		体重（千克）×25-35	1.0～1.5		1000
老年人（65岁以上）		体重（千克）×20-25	1.0～1.2		1000

287

大家不妨根据第三纵列的计算公式，算一算自己一天需要摄入多少卡路里？一般而言，成年男性每天应摄入的热量为 2000 ~ 2500 千卡，女性为 1800 ~ 2300 千卡。65 岁以上的老年男性每天应摄入的热量为 1600 ~ 2000 千卡，女性为 1400 ~ 1800 千卡。

在表格中不难发现，所需的热量值都有一个浮动的范围，计算时要注意：

*小于 12 岁的儿童少年，男孩或偏瘦的男女孩一般取上限值，女孩、超重或肥胖的男女孩取下限值。

*成年人当中，消瘦、身高较高的、中重度的体力劳动者取上限值，反之超重或肥胖、身高较矮的、轻体力劳动者取下限值。

*老年人当中，年龄越大供给的热量越接近下限值；此外，消瘦的、身高较高的中重度体力活动取上限值，超重或肥胖、身高较矮的轻度体力活动取下限值。

许多人会抱怨，一周里难免有一两天聚会、应酬，这两天摄入的热量超标了怎么办？这里我们建议大家可以通过"周平衡"来弥补。一般成人一周总的热量摄入为 10000 ~ 15000 千卡（7 天热量的总和），为了适应现代人快节奏工作学习和生活，免不了一周中某天食物摄入过多或偏少，为了健康和热量代谢平衡，在周总热量不变的情况下，每天的热量摄入可有 400 千卡加减（一天的食物摄入约有 20% 左右加减）。将一周 7 天的饮食稍作调整，以达到控制一周总热量的合理摄入。

长期热量摄入过多有什么危害

你知道高血压、心肌梗死、脑梗死等疾病也和长期热量摄入过多有关系吗？大部分人认为热量摄入过多，无非是引起肥胖，因此并不重视。其实，长期卡路里摄入过多，即食物（动植物）摄入过多，过多的食物在体内进行物质代谢氧化过程中产生热量，多余的热量将以脂肪形式储存在脂肪细胞、肌细胞、肝细胞等。而这些脂肪组织成异位分布（主要指堆积在腹腔内），异位分布的脂肪组织发展成病态脂肪组织（即发炎的组织），从而产生炎症因子，分分秒秒损伤组织细胞、血管内膜，以致内膜损伤，引起血管动脉粥样硬化（脑、心、腹腔血管、下肢血管等），最终导致脑梗死、心肌梗死等。

脂肪组织的发炎与肺炎都是炎症反应，仅仅是程度的不同。通常，肺炎是急性的、重症的大量的炎症因子，有发热等急性发病症状（人体明显的异常感觉如发热、咳嗽、呼吸急促等），脂肪组织发炎（肥胖炎）是低度的、轻症的、慢性的，分分秒秒地释放炎症因子。所以早期不发热，没有异常感觉，人们照样学习工作等。大多数人不会重视它。但是如果任其发展，长期组织血管内膜受刺激损伤，就会引起血管动脉损伤硬化，引起高血压、脑梗死、心肌梗死、脂肪性肝病、肝硬化等。

长期卡路里摄入过多，除了转化成病态脂肪组织外，代谢过程中还产生一定量的自由基和活性氧。

氧自由基和活性氧 →

- 损伤细胞、组织、血管内膜
- 损伤 DNA 分子
  如黄曲霉素＋活性氧→黄曲霉素自由基→促进各组织肿瘤发生发展内膜

你了解食物含有卡路里吗

在日常生活中，像菜场买菜，或者饭店吃饭的时候，它是不标明卡路里的，那怎么办呢？这时候，就需要我们运用自己的知识储备，选择食材了。

说到高热量食物，许多人都能如数家珍。油炸类、腌制类、甜品饼干、汽水可乐、方便面和膨化食品、冰激凌、烧烤等等。那低热量食物，特别是没有食品营养标签的食物，大家又了解多少呢？现在考一下各位：去菜场买菜，摊位上有番茄、冬瓜、芒果、玉米、豆腐干、瘦猪肉，如果要从中选出每100克所含热量最低的食物，你会选什么呢？

答案是冬瓜。

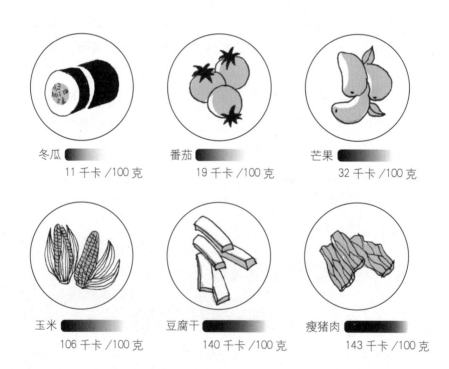

冬瓜 11 千卡 /100 克

番茄 19 千卡 /100 克

芒果 32 千卡 /100 克

玉米 106 千卡 /100 克

豆腐干 140 千卡 /100 克

瘦猪肉 143 千卡 /100 克

根据所含热量的高低，从低到高的排序分别是：

冬瓜　＜　番茄　＜　芒果　＜　玉米　＜　豆腐干　＜　瘦猪肉

11千卡/100克　19千卡/100克　32千卡/100克　106千卡/100克　140千卡/100克　143千卡/100克

你答对了吗？无论结果如何，我想大部分人在选择的时候都是依靠自己的生活经验，这里就给大家介绍一些日常食物的卡路里含量表，以供大家参考。

主食类	
食物（100 克）	热量（千卡）
米饭	116
玉米	106
馒头	221
燕麦片	367
面条	109
小米粥	46
油条	386

蔬菜类	
食物（100 克）	热量（千卡）
番茄	19
黄瓜	15
大白菜	17
南瓜	22
胡萝卜	37
生菜	15

食物（100克）	热量（千卡）
冬瓜	11
花椰菜	24
豆芽	18
白萝卜	21
卷心菜	22
青椒	23
洋葱	39
藕	70
苦瓜	19
毛豆	123
丝瓜	20
山药	56
芋头	79

水果	
食物（100克）	热量（千卡）
苹果	52
香蕉	91
西瓜	25
桃	48
橙	47
红枣	264
梨	44
柚子	41

（续表）

食物（100克）	热量（千卡）
猕猴桃	56
木瓜	27
葡萄	43
菠萝	41
火龙果	51
草莓	30
芒果	32
哈密瓜	34

小贴士

★ 低脂 ≠ 低热量

一看到"低脂"的字样，很多消费者就觉得此类产品可以敞开肚子食用。其实经专业检测，大部分的"低脂"产品并不一定低热量。比如普遍标有"低脂"的优酪乳，它脂肪含量较低，但内含的糖分所产生的热量几乎等于5颗半方糖的热量。从字面上看，它确实符合"低脂"的标准，但它的热量远远超出通常我们观念中的"低脂＝低热量"。

如果你想减肥或是减少热量的摄入，还是建议多食用原味、未多加工的食品，因为原味食品比很多低脂、低糖食物的更健康，比如新鲜的水果和蔬菜。

脂肪摄入有损健康吗

随着现代人生活水平的提高，脂肪摄入量逐年增加，高血压、高血脂、高血糖的发病率也快速增长。"减少脂肪的摄入量"，成了这些年来医学界、营养学界一直提出的主张。

饮食中的脂肪主要来自鱼肉类、奶类、坚果、食用油等。色拉酱、动物脂肪（鸡皮、鸡翅、培根、蹄髈、猪油等）、酥皮式甜点、巧克力中也含有大量的脂肪。但是，"少吃"并不等于"不吃"，脂肪是人类必不可少的营养素之一。

脂肪除了能提供热量外，还可以贮存热量；保护脏器、维持体温；促进碳水化合物代谢，节约蛋白质；促进食欲，增加饱腹感；供给脂溶性维生素，促进脂溶性维生素（维生素 A、维生素 D、维生素 E、维生素 K）的吸收及内分泌作用；参与构成人体主要的生物膜（细胞膜、内质网膜、线粒体膜、核膜、神经髓鞘膜）等。

所以，适量的脂肪摄入（占总热量的 25% ～ 30%）不仅不会有损健康，对人体还是有益的。那何为适量呢？前面大家都利用公式计算了自己一天摄入多少热量为宜，建议大家每天摄入烹饪用植物油约 25 克，来自动物性食物的脂肪为 25 ～ 40 克。

营养知识自测（单项选择题）

1. 长期高热量的摄入，会增加患结肠肿瘤的风险。

A. 是　　B. 否

2. 脂肪的摄入不利于健康。

A. 是　　B. 否

3. 低脂食品＝低热量食品？

A. 是　　　B. 否

4. 65 岁以上的成年男性一天摄入多少卡路里为宜？

A. 1200 ~ 1600 千卡　　B. 1600 ~ 2000 千卡　　C. 2000 ~ 2400 千卡

5. 以下哪个食品的卡路里含量最高？

A. 苹果　　B. 红枣　　C. 香蕉

6. 1 大卡等同于以下哪个选项？

A. 1 卡路里　　B. 100 卡路里　　C. 1000 卡路里

本书自测题答案 1.A　2.B　3.B　4.B　5.B　6.C

附录

附录 1 常见食物成分表

(每 100 克食物中的营养成分)

种类	食物	热量 (千卡)	水分 (克)	蛋白质 (克)	脂肪 (克)	碳水化合物 (克)	钠 (毫克)
主食	大米	346	13.3	7.4	0.8	77.2	3.8
	小麦粉 (标准粉)	344	12.7	11.2	1.5	71.5	3.1
	面条	280	29.7	8.5	1.6	58	3.4
	燕麦片	367	9.2	15	6.7	61.6	3.7
	小米	358	11.6	9	3.1	73.5	4.3
	馒头	233	40.5	7.8	1	48.3	165.2
	蛋糕	347	18.6	8.6	5.1	66.7	67.8
	面包	312	27.4	8.3	5.1	58.1	230.4
豆类	黄豆	359	10.2	35.1	16	18.6	2.2
	黄豆芽	44	88.8	4.5	1.6	3	7.2
	豆腐 (内酯豆腐)	49	89.2	5	1.9	2.9	6.4
	豆腐 (南豆腐)	57	87.9	6.2	2.5	2.4	3.1
	豆腐 (北豆腐)	98	80	12.2	4.8	1.5	7.3
	豆腐干	140	65.2	16.2	3.6	10.7	76.5
	豆腐皮	409	16.5	44.6	17.4	18.6	9.4
	豆浆	13	96.4	1.8	0.7	0	3
	油豆腐	244	58.8	17	17.6	4.3	32.5
	腐竹	459	7.9	44.6	21.7	21.3	26.5
	黑豆	381	9.9	36.1	15.9	23.3	3
	绿豆	316	12.3	21.6	0.8	55.6	3.2
	绿豆芽	18	94.6	2.1	0.1	2.1	4.4
	粉丝	335	15	0.8	0.2	82.6	9.3
	青豆	373	9.5	34.6	16	22.7	1.8

种类	食物	热量（千卡）	水分（克）	蛋白质（克）	脂肪（克）	碳水化合物（克）	钠（毫克）
蔬菜	刀豆	35	89	3.1	0.2	5.3	5.9
	荷兰豆	27	91.9	2.5	0.3	3.5	8.8
	豇豆	29	90.3	2.9	0.3	3.6	2.2
	豌豆苗	29	92.7	3.1	0.6	2.8	26.3
	甘薯	99	73.4	1.1	0.2	23.1	28.5
	马铃薯	76	79.8	2	0.2	16.5	2.7
	莲藕	70	80.5	1.9	0.2	15.2	44.2
	胡萝卜	37	89.2	1	0.2	7.7	71.4
	萝卜	20	93.9	0.8	0.1	4	60
	姜	41	87	1.3	0.6	7.6	14.9
	竹笋	19	92.8	2.6	0.2	1.8	0.4
	大白菜	21	93.6	1.7	0.2	3.1	89.3
	菠菜	24	91.2	2.6	0.3	2.8	85.2
	金针菇	26	90.2	2.4	0.4	3.3	4.3
	榨菜	29	75	2.2	0.3	4.4	4253
	黑木耳（干）	205	15.5	12.1	1.5	35.7	48.5
	香菇（干）	211	12.3	20	1.2	30.1	11.2
	苔菜	148	23.7	19	0.4	17.2	4956
	西兰花	33	90.3	4.1	0.6	2.7	18.8
	油菜	23	92.9	1.8	0.5	2.7	55.8
	洋葱	39	89.2	1.1	0.2	8.1	4.4
	芹菜	14	94.2	0.8	0.1	2.5	73.8
	生菜	13	95.8	1.3	0.3	1.3	32.8
	空心菜	20	92.9	2.2	0.3	2.2	94.3
	冬瓜	11	96.5	0.4	0	2.4	7.5
	黄瓜	11	96.9	0.6	0.2	1.6	14
	番茄	19	94.4	0.9	0.2	3.5	5
	辣椒（青）	23	91.9	1.4	0.3	3.7	0.2

种类	食物	热量（千卡）	水分（克）	蛋白质（克）	脂肪（克）	碳水化合物（克）	钠（毫克）
水果	橙子	47	87.4	0.8	0.2	10.5	1.2
	鲜桂圆	70	81.4	1.2	0.1	16.2	3.9
	金橘	55	84.7	1	0.2	12.3	3
	橘（芦柑）	43	88.5	0.6	0.2	9.7	1.3
	梨	32	90	0.4	0.1	7.3	3.9
	荔枝	70	81.9	0.9	0.2	16.1	1.7
	芒果	32	90.6	0.6	0.2	7	2.8
	苹果	52	85.9	0.2	0.2	12.3	1.6
	葡萄	43	88.7	0.5	0.2	9.9	1.3
	柿子	71	80.6	0.4	0.1	17.1	0.8
	桃	48	86.4	0.9	0.1	10.9	5.1
	西瓜	91	75.8	1.4	0.2	20.8	0.8
	猕猴桃	56	83.4	0.8	0.6	11.9	10
禽肉蛋类	牛肉（肥瘦）	190	68.1	18.1	13.4	0	57.4
	羊肉（肥瘦）	198	66.9	19	14.1	0	80.6
	猪肉（肥瘦）	395	46.8	13.2	37	2.4	59.4
	猪肉（肥）	816	8.8	2.4	90.4	0	19.5
	猪肉松（太仓肉松）	229	24.4	38.6	8.3	21.6	1880
	兔肉	102	76.2	19.7	2.2	0.9	45.1
	鹅肉	245	62.9	17.9	19.9	0	58.8
	鸡肉	167	69	19.3	9.4	1.3	63.3
	鸭肉	240	63.9	15.5	19.7	0.2	69
	鸭蛋	180	70.3	12.6	13	3.1	106
	鸡蛋	138	75.8	12.7	9	1.5	94.7
	鹌鹑蛋	160	73	12.8	11.1	2.1	106.6

种类	食物	热量 （千卡）	水分 （克）	蛋白质 （克）	脂肪 （克）	碳水化合物 （克）	钠 （毫克）
奶类	牛奶	54	89.8	3	3.2	3.4	37.2
	酸奶	72	84.7	2.5	2.7	9.3	39.8
	奶油	720	18	2.5	78.6	0.7	29.6
	干酪	328	43.5	25.7	23.5	3.5	584.6
	黄油	892	0.5	1.4	98.8	0	40.3
水产品	海参（干）	262	18.9	40.2	4.8	4.5	4968
	海蜇皮	33	76.5	3.7	0.3	3.8	325
	蛤蜊	31	91	5.8	0.4	1.1	317.3
	墨鱼	82	79.2	15.2	0.9	3.4	165.5
	鱿鱼	75	81.4	18.3	0.8	0	134.7
	对虾	93	76.5	18.6	0.8	2.8	165.2
	鳊鱼	135	73.1	18.3	6.3	1.2	41.1
	草鱼	112	77.3	16.6	5.2	0	46
	鲳鱼	142	72.8	18.5	7.8	0	62.5
	带鱼	127	73.3	17.7	4.9	3.1	150.1
	黄鳝	89	78	18	1.4	1.2	70.2
	河虾	84	78.1	16.4	2.4	0	138.8
	虾皮	153	42.4	30.7	2.2	2.5	5058
	河蟹	103	75.8	17.5	2.6	2.3	193.5
	梭子蟹	95	77.5	15.9	3.1	0.9	481.4

附录 2 常见食物功能分析

食物名称	主要营养成分	主要营养功能	食用建议
大豆	大豆皂角苷、大豆蛋白、不饱和脂肪酸、卵磷脂、大豆异黄酮；并含有钙、铁等多种微量元素	有助于减少血液中的胆固醇含量，是防治冠心病、高血压、动脉粥样硬化等疾病的理想食品	婴儿不宜喝豆浆，大豆不宜生食；大豆制品烧煮的时间要长一点
荞麦	蛋白质、氨基酸、芦丁、维生素 B_1、B_2 等多种维生素；铁、钙等微量元素比一般谷物丰富	软化血管，降低血脂、血清的总胆固醇；有促进伤口愈合、消炎、抗过敏、止咳、平喘等作用。芦丁可以强健血管、稳定血压，有抗氧化作用，还有助于预防动脉硬化	吃荞麦面一定要喝汤，因为面汤中溶有芦丁的成分。荞麦中含红色荧光素，有的人食用后会过敏，表现为耳鼻发炎、肿胀，或咽炎、喉炎、支气管炎等
芝麻	芝麻含有大量的脂肪和蛋白质、糖类、维生素 E、软磷脂、钙、铁、铬等营养成分	预防贫血、活化脑细胞、消除血管胆固醇；有延年益寿的作用，常吃芝麻可以预防和治疗胆结石。孕妇每天吃适量芝麻有利于胎儿的大脑发育，芝麻还有催乳的功效	芝麻粒含有一种麻醉物质，对身体有一定的影响，乳腺癌患者以及禁用维生素 E 的患者应尽量少吃芝麻
玉米	膳食纤维、维生素 E、钙含量较高，胡萝卜素丰富，还有谷氨酸、玉米黄素等	调节人体荷尔蒙，健脑益智、增强人体的新陈代谢、调节神经系统功能。促进血液循环、降低胆固醇。防治便秘、肠炎、肠癌等，可预防白内障及视网膜病变	吃玉米时应当把胚芽全部吃掉，因为许多营养都集中在胚芽里。发霉的玉米会产生致癌物质，所以不要食用发霉的玉米

食物名称	主要营养成分	主要营养功能	食用建议
洋葱	蛋白质、脂肪、糖类、粗纤维、膳食纤维、多种维生素以及镁、钙、磷、硒等多种微量元素	可以预防癌症、延缓细胞衰老；降低血糖、血粘度；抑制血管老化，有效帮助肠道益生菌的繁殖，预防骨质疏松	皮肤瘙痒、眼部充血、肺炎、胃炎患者，应少吃洋葱，过量食用洋葱会产生胀气和排气过多
茼蒿	碳水化合物、粗纤维、氨基酸、蛋白质、脂肪、糖类、多种维生素、叶绿素、叶酸、膳食纤维、β胡萝卜素含量丰富	茼蒿含有丰富的粗纤维，能帮助胃肠蠕动，预防便秘、降低胆固醇、维持血液循环流畅；茼蒿含有一种挥发性的精油，还有胆碱等物质，可安心养神、补脑、降血压	烹饪最佳方案：用开水焯一下，然后凉拌。要想使茼蒿翠绿，只要在开水里加入一点点盐和植物油，焯好后，马上放入凉水中过凉，就可以了
西红柿	β胡萝卜素、维生素 B_2、维生素 C、维生素 E、及强抗氧化剂番茄红素，此外还含有丰富的钾	番茄红素具有抗氧化功能，对于预防大肠癌、胰腺癌等也有一定的功效。西红柿中的维生素 C 有助于生成骨胶原，使毛细血管变得更加健康	要选择经过充分日照后熟透的西红柿，这样的西红柿含有大量的谷氨酸和维生素 C，烹调可高效摄入番茄红素
黄瓜	碳水化合物、脂肪、糖类、维生素 C、葫芦素 C、维生素 E、膳食纤维素等	黄瓜可提高人体免疫功能、抗肿瘤；黄瓜中含有丰富的维生素 E，黄瓜酶可延年益寿、润肤、抗衰老。黄瓜还可以降血糖、防酒精中毒、辅助治疗失眠	生黄瓜不宜多吃；黄瓜尾部的苦味素有抗癌作用，所以不要把黄瓜尾部丢掉。有心血管、肠胃疾病及高血压的患者不要吃腌黄瓜

食物名称	主要营养成分	主要营养功能	食用建议
苦瓜	蛋白质、碳水化合物、氨基酸、镁、钙、锌、硒等多种微量元素、苦瓜苷、苦瓜蛋白、膳食纤维等营养成分	苦瓜的维生素C含量很高，具有预防坏血病、保护细胞膜、防止动脉粥样硬化、提高机体应激能力、保护心脏、防癌抗癌、减肥通肠润便等作用	苦瓜中确实含有微量的奎宁，但由于含量非常小，只要适量食用对孕妇不会产生明显的不利影响。但需要注意的是，苦瓜性凉，脾胃虚寒的孕妇不宜过多食用
胡萝卜	蛋白质、脂肪、糖类、维生素A、维生素B族、含有丰富的β胡萝卜素、茄红素、叶黄素以及多种微量元素等	含有丰富的维生素A，是骨骼生长发育的必需物质，搭配α胡萝卜素、β胡萝卜素，有益眼睛的明亮，还可改善皮肤干燥、龟裂。胡萝卜素对于降低乳房癌、膀胱癌、增强免疫功能等也有一定的功效	烹调胡萝卜，不要加醋，以免胡萝卜素损失。胡萝卜以油炒或与肉同煮更有利胡萝卜素的吸收。过量吃胡萝卜会令皮肤色素变橙黄色
芦笋	氨基酸、蛋白质、膳食纤维、β胡萝卜素、维生素A、维生素C；并含有硒、铁、磷、钙、钾等多种矿物质	芦笋对高血压、心脏病、水肿、膀胱炎、排尿困难等疾病均有一定疗效。对淋巴肉芽肿瘤、膀胱癌、肺癌、皮肤癌以及肾结石等均有防治作用	芦笋虽好，但不宜生吃，也不宜存放时间过长。因为芦笋中的叶酸很容易被破坏，所以若用来补充叶酸应避免高温烹煮
山药	淀粉、蛋白质、维生素B族、维生素C、维生素E、葡萄糖、粗蛋白氨基酸以及薯蓣皂等	可预防心血管脂肪沉积，有助于胃肠的消化吸收。山药的黏液蛋白、维生素及微量元素，能有效阻止血脂在血管壁的沉淀，可预防心脑血管疾病	洗山药时手上涂些醋，这样即使手上沾到山药的粘液也不会痒

食物名称	主要营养成分	主要营养功能	食用建议
土豆	富含淀粉、果胶、蛋白质、钾、柠檬酸、丰富的维生素 B 族、维生素 C、膳食纤维、β 胡萝卜素等	土豆含有大量的钾元素，适合高血压患者食用。土豆中的粗纤维可以起到润肠通便的作用，多食土豆还可以降低中风的危险	发芽的土豆会产生有毒的龙葵素，应避免食用发芽的土豆
茄子	蛋白质、碳水化合物、钙、磷、铁、胡萝卜素、维生素 B 族、维生素 C、维生素 P 等；还含有膳食纤维、紫色素等	茄子的紫色素、维生素 P 具有强抗氧化作用，能防止细胞及胆固醇被氧化，抑制动脉硬化和血管老化。经常吃些茄子，有助于防治高血压、冠心病、动脉硬化	茄子去皮后因其中的微量元素铁被空气氧化，很容易发黑，这样还可能影响人体对铁的吸收，最好不要去皮吃
蘑菇	含有硒、钙、镁、锌等十几种矿物元素；含有人体所必需的 8 种氨基酸，维生素 B 族和维生素 C 等营养物质	蘑菇不含脂肪和胆固醇；富含大量多种维生素和矿物质、防癌抗氧化剂。还可防止便秘，促进排毒、预防糖尿病及大肠癌、调节甲状腺功能，提高免疫力，可以防止发胖	食用蘑菇最好吃鲜蘑菇，买来的袋装或罐装蘑菇，食用前最好漂洗几遍，以去掉某些化学物质
香菇	高蛋白、低脂肪、多糖类、多种氨基酸和维生素 B_1、维生素 B_2，维生素 C 以及丰富的膳食纤维等	香菇还可以提高机体免疫功能，延缓衰老、防癌抗癌、降血压、降血脂、降胆固醇；香菇还可以对糖尿病、肺结核、传染性肝炎、神经炎等起到抑制作用，对消化不良、便秘也有一定的效果	新鲜的香菇食用前可以在太阳下晒 30 分钟，以增加香菇中维生素 D 的含量，维生素 D 有助于人体对钙的吸收。泡发香菇的水不要丢弃，很多营养物质都溶在水中

食物名称	主要营养成分	主要营养功能	食用建议
木耳	碳水化合物、蛋白质、铁、钙、磷、硒、叶酸、胡萝卜素、维生素 K、维生素 E、丰富的植物胶原、膳食纤维等多种营养素	黑木耳的营养价值非常高，常吃黑木耳可以起到清理消化道、清胃涤肠的作用	新鲜的木耳不宜食用；泡发干黑木耳最好用温水或者米汤水，这样泡发的木耳肥大松软
香蕉	蛋白质、脂肪、糖类、粗纤维、膳食纤维、维生素 A、维生素 B、维生素 C、维生素 E、叶酸，以及钙、镁、钾等矿物质	香蕉钾含量丰富，可防止血压上升、降低中风概率，有强化肌力作用。香蕉的膳食纤维可促进肠蠕动，抑制胆固醇的吸收，香蕉还可以提升白细胞增强免疫力	香蕉非常适合与牛奶、酸奶等乳制品一起吃，这样香蕉中的镁可以促进人体对牛奶或酸奶中的钙的吸收
猕猴桃	维生素 A、维生素 C、维生素 D、维生素 E；钾、镁纤维素；还含有叶酸、β 胡萝卜素、氨基酸等	可预防夜盲症、搭配叶黄素、玉米黄素可保护视网膜，有助于视力提高。猕猴桃有助于心脏健康、强化脑功能，对预防糖尿病和抑郁症、冠心病、心梗等有独特功效	每天吃一个猕猴桃就可以补充足够的维生素 C，孕妇吃猕猴桃能预防胚胎发育的神经管畸形
葡萄	果酸、糖类、钙、钾、磷、铁等多种矿物质；维生素 B 族、维生素 C、氨基酸等	葡萄皮和葡萄汁含有丰富的抗氧化剂，可预防记忆衰退。老年人多吃葡萄有助于保护脑功能，减缓或者逆转记忆力减退。对神经衰弱、疲劳过度有很好的调节作用	糖尿病患者、肥胖人群不宜食用葡萄。吃葡萄后不要马上喝水，容易引起腹泻，吃完葡萄后，一定要漱口，否则容易造成蛀牙

食物名称	主要营养成分	主要营养功能	食用建议
草莓	果糖、柠檬酸、苹果酸、氨基酸以及钙、磷、铁等矿物质。此外，还含有维生素C、β胡萝卜素、膳食纤维等	草莓对胃肠道和贫血均有一定的滋补调理作用。可预防坏血病、动脉硬化、冠心病等；还可以清除体内的重金属离子。草莓中的鞣酸在体内可吸附和阻止致癌化学物质的吸收，具有抗癌、防癌的作用	清洗草莓需要用淡盐水浸泡5～10分钟，且注意千万不要把草莓蒂摘掉
木瓜	膳食纤维、蛋白质、糖类、粗纤维、氨基酸、维生素A、维生素B族、维生素C、镁、钙、磷、钠、钾、锌以及茄红素、β胡萝卜素等	丰富的木瓜酵素是一种蛋白质分解酵素，未成熟的木瓜含量最多，能够分解糖类、脂质、蛋白质，有助改善消化道不适症	木瓜籽的妙用：腌肉的时候可以敷一层木瓜籽在肉上面，大约20分钟后，去掉木瓜籽，不用清洗肉，这样蒸煮出来的肉不仅嫩滑，还带有浓郁的果香味
酸奶	乳酸菌、蛋白质、糖类、氨基酸、维生素A、维生素B族、钾、钙、磷、镁、钠、锌等多种矿物质	乳酸菌是人体内的益生菌，能抑制肠道内有害细菌的繁殖，有清肠的作用。酸奶有助于降低胆固醇，抑制血压升高，乳酸菌可以提高钙、磷的吸收	饭后喝酸奶，乳酸菌就不会被胃酸全部破坏，从而顺利抵达大肠，所以，饭后喝酸奶比较好
牛奶	蛋白质、脂肪、碳水化合物、钙、磷、铁、维生素B族、维生素C、软磷脂等营养素	牛奶可阻止人体吸收食物中有毒的金属铅和镉；可消除疲劳、能提高大脑的工作效率；牛奶还可以预防动脉硬化、骨质疏松；安神有助睡眠，还能	牛奶中的蛋白质不耐高温，所以加热时不要将其煮沸，应该在煮沸前关火。用牛奶做菜、炖汤，应该在最后加入牛奶

食物名称	主要营养成分	主要营养功能	食用建议
牛奶		帮助铁元素的吸收，改善贫血	
鸡蛋	蛋白质、糖类、胆固醇、维生素 A、维生素 B 族、维生素 E 等，含钾、钙、磷、镁、钠、锌、卵磷脂等营养素	鸡蛋是天然食品中最好的优质蛋白，所含卵磷脂、维生素 A 及维生素 B 族，有助神经系统维护机体脑部功能。鸡蛋有助于调节体质虚弱、营养不良、贫血及妇女产后调养、婴幼儿发育期的营养	生鸡蛋的蛋白质不易消化吸收，而且会增加肝脏的负担，故不宜吃生鸡蛋
花生	碳水化合物、脂肪、蛋白质、糖类、维生素 A、维生素 B₆、维生素 E、维生素 K 等，氨基酸及不饱和脂肪酸、卵磷脂、胆碱、胡萝卜素、粗纤维等营养素	提高免疫力、降低血压、预防贫血和骨质疏松；有助于促进脑细胞的发育、提高记忆力	胃炎、痢疾、肠炎、胆石症、脂肪肝、肝硬化、胰腺炎等患者尽量不要食用花生。花生储存要谨防霉变，避免误摄入黄曲霉毒素
腰果	蛋白质、糖类、脂肪、胆固醇、膳食纤维、维生素 B 族、维生素 E 以及钾、钙、磷、镁、钠、锌等多种矿物质	腰果含有丰富的胡萝卜素，具有抗氧化能力，有软化血管、补充体力、消除疲劳、润肠通便、润肤美容、延缓衰老等功效	腰果含油脂丰富，因此，胆功能不良、胆囊炎患者尽量不要吃腰果。腰果含有多种过敏原，对于过敏体质的人来说，可能会造成一定的过敏反应。肥胖及糖尿病患者也要慎食腰果

食物名称	主要营养成分	主要营养功能	食用建议
海带	富含碘、钾、甘露醇、烟酸、碳水化合物、不饱和脂肪酸、膳食纤维、钙、磷、铁、β胡萝卜素、维生素B族等	具有降低血压、利尿和消肿的作用，还可以有效控制胆固醇，预防心血管疾病。碘可以调理女性内分泌失调，消除乳腺增生的隐患，还可减少放射性疾病的发生，海带还是很好的减肥食品	甲状腺疾病患者应谨慎食用海带，最好遵循医嘱
海虾	蛋白质、脂肪、维生素A、维生素E、胆固醇，钾、钠、钙、镁、锌、硒、磷等多种矿物质	补充优质蛋白和钙质。含有的虾青素还可调节和治疗神经衰弱、植物神经功能紊乱症	过敏者及消化功能较弱者应谨慎食用
牡蛎	蛋白质、脂肪、胆固醇、维生素B族、维生素E等；并含有多种微量元素以及多种氨基酸	丰富的钙与锌具有强化骨骼、牙齿的作用，并且能促进生长发育及提升免疫力。预防缺铁性贫血，有助于益智健脑，延缓衰老	牡蛎尽量不要存放，现买现吃，烹饪时尤其要注意卫生，避免引起腹泻等胃肠道疾病。此外，吃牡蛎时尽量避免饮用啤酒，容易诱发痛风

附录 3 十种降压降脂茶

一、罗布麻茶

罗布麻主产地在新疆。民间有谚语道："高血压不可怕，一年三斤罗布麻"。罗布麻作为原生中草药，无副作用，绿色安全。常喝罗布麻茶，具有双向调节和平衡血压、软化血管的作用，尤其对高血压、高血脂患者有独特的食疗效果。数百年来，许多医学书籍都对罗布麻叶有详实的记载，肯定了其降压、降脂、软化血管、强心、安神助眠、润肠通便、提高免疫力等功效。新疆塔里木河、孔雀河两岸农村有很多百岁寿星，他们经常饮用罗布麻茶，鹤发童颜，被称为"罗布尧人"。

饮用方法

罗布麻通常被加工成袋泡茶，只要将袋包茶放在茶壶或茶杯里，倒上开水 3 ~ 5 分钟就可以饮用。

二、普洱茶

普洱茶富含茶多酚，能明显抑制人体内胆固醇、甘油三酯的上升，并能促进酯类化合物从粪便中排出，对防治高血压、动脉粥样硬化及肥胖症等具有重要作用。茶多酚还能去脂解油腻，抑制血浆和肝脏中胆固醇含量的上升，促进胆固醇排泄，具有减肥、降脂、预防动脉硬化的功效，常喝普洱茶可以达到理想的减肥效果。

据统计资料表明，不喝普洱茶的冠心病发病率为 3.1%，偶尔喝普洱茶的降为 2.3%，常喝普洱茶的（喝三年以上）只有 1.4%。此外，冠心病的加剧与冠状动脉供血不足及血栓形成有关，而茶多酚中的儿茶素在煎煮过程中不断氧化形成的茶色素，经实验证明有抗凝、促进纤溶、抗血栓形成等作用。

取普洱茶约6克,放入飘逸杯或有漏斗的茶壶里,先倒入开水洗一下茶,随后再倒入开水,最好加盖焖1～2分钟,将普洱茶渣滤出后,得到的普洱茶汤更香浓。此茶消腻祛脂,健脾消食,适用高血压、高血脂和肥胖的人。

三、玉米须茶

玉米须含多种对人体有益的成分,如皂苷、黄酮、生物碱、有机酸、微量元素及多种维生素。玉米须中的黄酮类物质含量是玉米粒的15倍,具有很好的抗氧化作用。用玉米须泡茶喝,对降低血压、血脂疗效尤为明显,并有止泻、止血、利尿和养胃之疗效。

饮用方法

玉米须味甘性平,每天可泡茶数次,每次取玉米须25～30克放入茶杯里,用沸水冲泡后盖上盖子,过15分钟左右就可以饮用了。水煮的话可将100克玉米须放入锅中,加500毫升的水,煮5～10分钟,至水变黄就可以放凉饮用了。玉米须泡茶不仅具有很好的降血压功效,也可以长期食用。

四、苦荞茶

苦荞茶其实是一种炒米茶,味道并不苦而是香。苦荞麦生长在高寒地区,被誉为“五谷之王”,主要含有生物类黄酮、微量元素、矿物质、维生素、纤维素等。其中生物类黄酮可以调节血脂,降低血液粘稠度,改善血清脂质,降低血压、预防心脑血管疾病等,还能够有效清除体内的自由基及毒素。苦荞茶是降三高(降血压、降血脂、降血糖)天然饮品。

苦荞麦含有大量膳食纤维,对便秘有疗效。如果平时出现口干、口苦、口疮、口腔溃疡、喉咙痛、大便干、排便困难等症状，可适当喝几天苦荞茶。苦荞茶还能改善心脑微循环，清除体内垃圾，消除疲劳，恢复热量，增强人体免疫功能，尤其对糖尿病有一定疗效。

饮用方法

在飘逸杯或玻璃水杯中放入苦荞茶（4～6克）或袋泡茶（1～2小袋），水温在90～100℃倒入杯中浸泡3～4分钟就可以喝了，反复冲泡至无味道，最后可以将杯中的苦荞麦一起吃下去。

五、菊花茶

菊花含有挥发油、菊苷、维生素、微量元素等物质，是我国常用的中药材之一。据古籍记载，菊花味甘苦，性微寒，有养肝明目、生津止渴和解毒消炎等作用。菊花茶最适合咽喉肿痛、风热感冒、肝火旺盛以及高血压、高血脂的人喝，对动脉硬化的患者也有显著的疗效，是一般蔬果无法比拟的草本植物。菊花的精华在于花果，菊花花瓣中含有17种氨基酸，其中谷氨酸、天冬氨酸、脯氨酸等含量都较高。如果每天喝3～4杯的菊花茶，对消除眼睛疲劳、恢复视力也有帮助。

饮用方法

菊花或胎菊泡茶：取菊花或胎菊3～5克，放入陶瓷或透明玻璃的茶壶里，用沸水冲泡2～3分钟，看到茶水渐渐变微黄色就可以饮用了。也可在菊花茶里放入几颗冰糖，喝起来更加香甜。菊花茶一年四季都能喝，是我们生活中价廉物美的饮品。但由于菊花性凉，体虚、脾虚、胃寒和容易腹泻的人应尽量少喝。

六、山楂茶

山楂含多种维生素、山楂酸、柠檬酸、黄酮类、内酯以及钙、磷、铁等矿物质，具有开胃消食、收敛止泻、活血化淤等功效。黄酮类等成分有扩张血管及增加冠脉血流和降低血压，降低胆固醇及甘油三酯的作用，经常饮用山楂茶，对于治疗高血压、高血脂具有明显的辅助疗效。

饮用方法

鲜山楂或山楂片（晒干）泡茶：用鲜山楂果 2～3 个或山楂片 15～25 克，放入茶杯或透明玻璃的茶壶里，用 100℃ 沸水冲泡后盖上盖子，过 10 分钟左右就可以饮用了，水煮也可以。每天饭后喝山楂水能去油、润肠、通便，而且能有效解决便秘引起的肥胖问题。儿童、老人患有消化不良尤其适合饮用。高血脂、高血压及冠心病患者，建议每天饮用山楂茶，日久天长能达到降血脂、软化血管的作用。每天使用的山楂剂量为 25 克左右。

七、糙米茶

糙米是指稻谷脱壳后仍保留着一些外层组织，如皮层、糊粉层和胚芽。糙米的最外层和胚芽中含有各种丰富的维生素、矿物质、粗纤维、维生素 B_1、维生素 E、磷、铁等营养成分，比我们平常吃的白大米高出约 2～4 倍。糙米中大量的微量元素，有利于预防心血管疾病和贫血症，可以预防高血压和脑中风。大量的膳食纤维，可促进肠道有益菌增加，加速肠道蠕动，促进坏胆固醇的排出，降低血压和血脂。糙米经过保鲜、加工、烘烤成为糙米茶。

饮用方法

冲泡时最好用不锈钢保温杯，放入炒熟或烘烤过的糙米约 5～10 克，加入 500 毫升的热开水冲泡（95℃ 以上），盖上盖子约 30 分钟后即可饮用，茶香味浓。也可以烧煮糙米茶，用不锈钢锅加上 600 毫升水，等水烧开后放入糙米约 2 调羹（15～20 克），改用小火慢煮 15 分钟，等冷却后过滤米渣饮用（煮的过程中米会涨开）。糙米茶有净化血液和血管的功能，每天饮用糙米茶可促进新陈代谢，排除体内过剩的营养及毒素，更有助于降低血糖，是糖尿病患者的最佳饮料。

八、荷叶茶

荷叶中含有多种有效的化脂生物碱，能分解体内的脂肪并强劲排出体外。荷叶碱能强悍密布在人体肠壁上，形成一层脂肪隔离膜，阻止油脂吸收，防止脂肪堆积。荷叶碱还具有清心火、平肝火、泻脾火、降肺火以及清热养神的功效，用荷叶泡茶，可以长期喝，对缓解"三高"有显著的功效。

饮用方法

可以将干荷叶（1 ~ 2 克）剪碎或用袋泡茶放在茶壶或水杯里，倒上开水，最好能焖 5 ~ 10 分钟，这样香气会更浓。中医实践表明，荷叶泡茶或煎剂，具有扩张血管、清热解暑及降血压之功效，同时，荷叶还是减脂减肥的良药。

治疗高血压的方法：用鲜荷叶半张洗净切碎，加适量的水，煮沸放凉后代茶饮用。荷叶茶对身体没有副作用，且益处多多，对降血压、降血脂、减肥等效果明显，荷叶的祛火功能让荷叶茶成为当之无愧的养心佳品。

九、首乌茶

首乌也叫何首乌。首乌中含有大黄素、大黄酚、大黄酸、大黄素甲醚、卵磷脂等成分。尤其是蒽醌类物质，具有降低胆固醇、降血糖、抗病毒、强心、促进胃肠蠕动等作用，对高血压、心脑血管疾病有一定的防治作用。经常食用首乌，对神经衰弱、白发、脱发、贫血等病症也有很大的帮助。

中药首乌有生首乌与制首乌之分，直接晒干切片的为生首乌，大多加入中药处方熬药用。而用黑豆煮汁拌蒸后晒干的为制首乌，制首乌大多用来泡酒或泡茶、煲汤等。

饮用方法

用不锈钢小锅，将浸洗干净的首乌 20～30 克，加水 800 毫升煎煮 30 分钟，待温凉后当茶饮用，每天一剂。对高血压和冠心病患者来说，具有降血压、降血脂、减少血栓形成之功效。常饮首乌茶，对"三高"的人来说效果十分明显。同时还有延缓动脉粥样硬化的作用。

十、决明子茶

决明子是常用的中药，决明子茶一般超市都能买到。决明子含有蒽苷类物质，分解后产生大黄素、大黄素甲醚、大黄酸及葡萄糖等。具有降血压、降血脂、抗病菌等作用，对治疗高脂血症有一定的疗效。近年来决明子的保健功能受到人们的重视，长期喝决明子茶，对便秘、利尿都有很好的效果。

饮用方法

用玻璃茶杯或茶壶，一次取散装决明子 15～20 克或袋泡茶一包，放入杯子里，加入 80℃以上的热水，盖上盖子焖约 10 分钟后就能喝了。决明子茶除了降血压、降血脂之外，还有清肝明目、润肠通便、降脂瘦身的功能，中老年人长期饮用，可使血压正常，大便通畅。

图书在版编目（CIP）数据

名医话养生：十大营养科主任教你吃出健康 /《名
医话养生》节目组编 .-- 上海 ： 上海科学技术出版社，
2013.8（2014.3 重印）
　ISBN 978-7-5478-1867-1

　Ⅰ.①名… Ⅱ.①名… Ⅲ.①食物养生 Ⅳ.
①R247.1

　中国版本图书馆 CIP 数据核字（2013）第 147995 号

责任编辑　石启武　田肖霞
装帧设计　龚文婕　梁文婷
插　　图　王梅琳

世纪文景

名医话养生：十大营养科主任教你吃出健康
《名医话养生》节目组　编

出　　版　上海世纪出版股份有限公司
　　　　　上海科学技术出版社
　　　　　（上海市钦州南路 71 号　邮政编码 200235）
出　　品　上海世纪出版股份有限公司　北京世纪文景文化传播有限责任公司
　　　　　（北京朝阳区东土城路 8 号林达大厦 A 座 4A　邮政编码 100013）
发　　行　上海世纪出版股份有限公司发行中心
印　　刷　浙江新华数码印务有限公司
开　　本　700×1000　1/16
印　　张　19.75
插　　页　2
字　　数　172 千字
版　　次　2013 年 8 月第 1 版
印　　次　2014 年 3 月第 6 次印刷
I S B N　978-7-5478-1867-1/R · 612
定　　价　36.00 元